# 溃疡性结肠炎和克罗恩病你问我答

**荣誉主编** 胡品津　陈春晓　杜　勤　陈　洁

**主　　编** 陈　焰　范一宏　张冰凌　周云仙

**副主编** 郅　敏　杜　娟　王金海　阮佳音

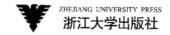

ZHEJIANG UNIVERSITY PRESS
浙江大学出版社

# 《溃疡性结肠炎和克罗恩病你问我答》编委会

杜　娟　浙江大学医学院附属第一医院消化内科

杜　勤　浙江大学医学院附属第二医院消化内科

范一宏　浙江中医药大学附属第一医院消化内科

何伟莉　丽水市中心医院消化内科

胡品津　中山大学附属第六医院消化内科

姜支农　浙江大学医学院附属邵逸夫医院病理科

居海红　海宁市第二人民医院肛肠科

李　君　浙江大学医学院附属第一医院病理科

李　燕　浙江大学医学院附属第二医院消化内科

练　磊　中山大学附属第六医院结直肠肛门外科

练庆武　丽水市中心医院消化内科

林赛争　宁波市镇海区人民医院消化内科

罗登攀　衢州人民医院消化内科

罗优优　浙江大学医学院附属儿童医院消化内科

吕　文　杭州市第一人民医院消化内科

吕敏芳　浙江大学医学院附属第二医院消化内科

马敏俊　富阳市人民医院消化内科

毛　仁　中山大学附属第一医院消化内科

潘　杰　温州市中心医院消化内科

邱慧卿　衢州市第二人民医院消化内科

阮佳音　浙江中医药大学护理学院

沈　哲　绍兴第二医院消化内科

盛显仓　台州市第一人民医院消化内科

宋　丽　温州市中心医院消化内科

王华芬　浙江大学医学院附属第二医院消化内科

王金海　浙江大学医学院附属第一医院肛肠外科

王群英　金华市中心医院消化内科

王诗怡　浙江中医药大学附属第一医院消化内科

王小英　浙江大学医学院附属第二医院消化内科

王雪英　浙江大学医学院附属第二医院消化内科

邬丽娜　宁波市李惠利医院消化内科

徐　利　浙江中医药大学附属第一医院肛肠外科

徐定婷　浙江大学医学院附属第二医院消化内科

杨　红　北京协和医院消化内科

杨　叶　宁波市第二医院消化内科

杨庆帆　中山大学附属第六医院消化内科

姚　芳　浙江中医药大学附属第一医院消化内科

张　璐　浙江中医药大学附属第一医院消化内科

张冰凌　浙江大学医学院附属第一医院消化内科

郑晶晶　浙江大学医学院附属第二医院消化内科

郑卫华　浙江省人民医院消化内科

郑毅雄　浙江大学医学院附属第二医院胃肠外科

郅　敏　中山大学附属第六医院消化内科

钟　菁　浙江大学医学院附属第二医院消化内科

周　林　杭州市红十字会医院普外科

周云仙　浙江中医药大学护理学院

**特别鸣谢**：阿中、650、知蓉、一叶、飒等"爱在延长"的成员

# 致　谢

其实，想说的话很多。

但是，最想说的是——真的很荣幸，因为我们在一起。

我们——医生、护士、患者、家属、医药公司，都在这里，为了一个共同的目标、共同的理想。

这是一个漫长的征途。正如病友阿中总结的那样，医师是指挥者，各种药物是枪弹，护士和家属是不可或缺的支持者，而炎症性肠病的病友，则是勇敢前进的战士。毫无疑问，这本书献给漫长征途中的所有战士们！

这是一个漫长的征途。路上，因为有你们相伴，因为我们在一起，所以不会孤单。因为有你们相伴，因为我们在一起，所以永远不会失去这场战役。因为有你们相伴，因为我们在一起，所以我们一起收获漫漫征途路上的风景。

衷心感谢参与我们这本书编写的每一位朋友，感谢你们的支持，感谢你们在如此忙碌的临床工作中抽出时间认真回答患者的各种问题，希望这本书可以多少减轻一些临床工作的压力。许多编写者在写作中散发的特殊光芒让我深为感动。特别感谢后来加入编写的浙江省外的几位年轻专家，认识你们是莫大的荣幸和快乐！感谢多位IBD专家给本书的高度评价和巨大肯定，这些是我们继续前进的强大动力。

衷心感谢我们的病友，书上的大部分问题收集自病友，你们的疑问、困惑才使我们有了写书的动机；特别感谢多年以来无私帮助众多患者的650、知蓉、阿中、一叶、飒等，感谢可爱的红马甲志愿者们，感谢你们长期的奉献，许多故事我会永远记在心里，时间允许的话，我也会把这些故事写下来。感谢浙江大学出版社编辑团队一次又一次耐心地编校。感谢参与编写书籍和插图的三位特殊编写者，相信你们的付出一定可以帮到更多的病友。

最后，感谢家人和朋友们。无数个疲倦的时刻都是在你们永远的理解和包容下才得以幸福地度过。

陈　焰

# 名家寄语

沈　博　美国克利夫兰医院炎症性肠病中心主任　The Ed and Joey Story 讲席教授

"千呼万唤始出来"。一直想有一本IBD患者教育的参考书,这次"得来全不费功夫"。有幸拜读陈焰医生和她的团队合作者们一起编写的《溃疡性结肠炎和克罗恩病你问我答》,赞赏万分,愿大力推荐。IBD虽然是良性疾病,但因是终身性疾病,对患者的身心健康、家庭生活和事业工作等常有或多或少的影响。这类疾病的诊治对医务人员也极具挑战性。

在慢性疾病的处理过程中,我们经常强调团队协作,包括内科、外科、放射科、病理科、营养科、心理科、风湿科和皮肤科等。但广义上说,团队协作或者说团队精神里的"团队成员"还应该包括我们的患者和患者家属。作为医务工作者,不仅需要"Sympathy(同情)",更需要"Empathy(共情)"。我们需要用现代医疗知识把患者和家属"武装"起来,让他(她)

们知道，他们不是孤军奋战，他们有我们这些可以信赖的队友们来帮助他们更深入地了解疾病的发生机制、诊断和治疗、预后和注意事项。医患共同携手把疾病对身心健康的损害减少到最低。

作为中美两种医疗体制的见证人、实践者，我深切体会到近年来IBD诊治技术的发展日新月异，但是硬件的发展不等于理念上的进步，软件的发展同样重要。患教（患者教育）、医教则是软件发展中的重要环节之一。非常高兴地见到陈焰医生和她的团队合作者们在这方面已走到国内外同行的前面。据我所知，国内尚无这样系统的患教、医教专业书籍。此书会给我们的患者、家属以及IBD有关的医务同仁带来莫大的福音。在此谨向陈焰医生及其团队表示深深的敬意和衷心的祝贺！她（他）们确实做成了一件功德无量的大事。我极愿向各位IBD患者推荐该书。

**钱家鸣**　中华医学会IBD学组组长

炎症性肠病（Inflammatory bowel disease，IBD）包括溃疡性结肠炎和克罗恩病，是一类慢性且终身复发性疾病。近10年来，IBD发病率在中国呈迅速上升的趋势。这是一类病因不明、诊断复杂、治疗周期长的疾病。对于这类疾病的诊治和康复治疗更需要患者正确地了解，并正确、从容地面对它。这类慢性疾病的自身管理也是尤为重要的。这本书就是针对IBD

患者的健康教育书籍，其有以下独特的风格。首先，本书大多数编写者是中青年医护人员，他们来自不同专业，包括消化内科、肛肠外科、普外科、儿科、病理科等。IBD 正是这样一种需要多团队合作诊治的疾病。其次，这是有中国特色的健康教育书籍，书中的结核鉴别、饮食等都充分考虑到中国IBD 患者不同于欧美国家的特点。最后，书中内容还包括几位患者编写的自我管理部分，这是最具有特色的部分。这些都提示该书会对炎症性肠病患者有很大的帮助。我们也欢迎更多患者把你们的经验分享给其他患者，因为你们才有迎战IBD 这类疾病的切身体会与经验。

最后，希望这本书能够帮助患者战胜IBD。

## 吴小平 中南大学湘雅二院教授

炎症性肠病诊治的复杂性远远超出我国大多数临床医生甚至消化科医生把握好该病的能力，换言之，擅长诊治该病的医生在全国各地都不是很多，因而患者有时可能得不到最合理的治疗。加之患者从不同医生那里得到的诊治方案和生活指导意见不一，可能无所适从，因此有时患者转而试图从互联网上搜索相关信息。但互联网上信息量大且鱼龙混杂，尤其是一些名不符实的虚假广告令患者难辨真假，往往病急乱投医，既浪费钱财又耽误了正规的诊治。因此，很有必要有一本用通俗易懂的语言写成的科普书籍来帮助患者认识该病，指导患者合理就医、合理饮食调控，以及指导患者学会自身管理疾病。

我作为长期从事炎症性肠病诊治的临床医生，有幸提前读到以陈焰医生为代表的一批擅长该病诊治的临床一线医护人员编写的《溃疡性结肠炎和克罗恩病你问我答》，深受启发，深度认同该书的科普和患教价值，相信该书对患者认识疾病，从而能科学地接受治疗将大有裨益。在此，我由衷地向广大患者及初学IBD的临床医生推荐《溃疡性结肠炎和克罗恩病你问我答》。

## 陈旻湖　中华医学会消化病学分会候任主任委员

作为一种无法治愈的终身性疾病，炎症性肠病近年来在我国的发病率不断上升，许多罹患此病的患者需要承受身体和内心的双重痛苦和折磨，生活质量严重受影响。同疾病作斗争，医生和患者的共同努力和相互配合发挥了十分关键的作用。欧洲和美国等比较重视慢性疾病患者的科普教育和健康管理，我国在这方面严重欠缺，在炎症性肠病相关领域更是空白。可喜的是，以陈焰医生为代表的一批专业功底扎实、热心奉献的中青年医生在这方面做出了开创性的工作。她们将生冷枯燥的专业知识转化成通俗易懂的科普文字，让广大炎症性肠病患者对疾病有更加清晰的了解，对自身疾病管理有更加科学的认识，对战胜疾病有更加充足的信心。此书的编撰，是她们牺牲宝贵的休息时间得以完成的，她们的专注执着、忘我付出和拳拳热心令人感动和敬佩。

我真诚地向广大读者推荐《溃疡性结肠炎和克罗恩病你问我答》这部具有重要意义的炎症性肠病科普图书。

## 吕 宾 浙江省消化学会主任委员

炎症性肠病在西方国家相当常见。随着我国人民生活水平的提高，炎症性肠病在中国的发病率呈现逐年攀升态势，已成为消化系统的常见病，并引起本领域学者专家的极大关注。该病是慢性腹泻的主要原因，且患者多为青壮年，由于长期腹泻会诱发水和电解质代谢紊乱、营养不良等并发症，近年来深受患者自身的重视。近年来，虽然炎症性肠病的研究取得了许多进展，在诊断和治疗方面亦有了长足进步，但依然没有解决炎症性肠病易复发、可致残、严重影响生活质量的难题。在诊断和治疗历程中，炎症性肠病常常需要消化内科、胃肠外科、肛肠科、营养科、医学影像科、心理科、病理科、护理、药剂科等多学科团队的通力合作及协同努力，方可控制病情，减少并发症，降低病情复发率，进而提高患者生活质量。期间，同样需要患者及家属树立信心，密切配合。因此，在该病的诊疗过程中，系统及全面地了解疾病的相关知识，掌握相应的保健技能，搭配合理的膳食结构等就显得尤为重要。

陈焰医生及同道致力于炎症性肠病的临床和研究工作，

积累了丰富的经验，尤其在团队合作、健康教育、患者参与等方面做了大量的开创性工作。在实际工作中，她们收集了患者及家属关心的众多问题，组织行业相关专家逐一解答，编写了《溃疡性结肠炎和克罗恩病你问我答》一书，我有幸先睹为快。全书从患者角度出发，通俗易懂，语言亲切，相信对患者及其家属定有裨益，同时也深深感受到作者们正按照她们的理念——爱在延长，以实际行动践行医者"偶尔去治愈、常常去帮助、总是去安慰"。

## 钟 捷 上海交通大学医学院瑞金医院消化科主任

炎症性肠病的发病率在我国呈明显上升趋势，其诊断和治疗也成为消化科和普外科医生的挑战。在这个过程中，患者的有效配合对治疗的成功起着十分关键的作用。向患者宣教、普及疾病的各种知识是临床医师的责任。很遗憾的是，我们很多同道因为各种原因在这方面做得很不理想。陈焰医生和她的同道们为我们竖立了很好的榜样。她们的努力收到了很好的回报，同时也教育了很多临床医师。我们应该从她们的努力中反省自己的行医方式，在积极做好专业治疗的同时，还应更关注患者的内心。对患者的日常生活中可能出现的各种问题，耐心、专业、简洁的解答会使患者对自身病情有更多了解，在治疗过程中更乐意与医护人员配合，最终取得良好的治疗效果。

本人很有幸借此机会向所有在此项耗时、费力的有价值的工作中倾注精力的奉献者致敬。

**冉志华** 上海炎症性肠病中心主任

炎症性肠病为一种终身性疾病，患者对自身疾病的认识既有助于缓解其在治疗过程中与临床医生之间存在的沟通障碍，也有助于提升患者的依从性。本书作为国内第一本炎症性肠病专科医生编写的健康教育性书籍，恰恰满足了患者对专业知识的渴求，本书甚至对非专科医生也有一定的参考价值。

**朱维铭** 南京军区南京总医院普通外科主任

炎症性肠病是一种终身性疾病，目前还不清楚具体的发病原因，也没有根治的方法，必须采取相应的措施预防复发，但患者又不可能终身住在医院，所以患者本人及其家属需要充分了解相关的医学知识，尽早发现病情复发或药物副作用等问题，并与医生取得联系，使病情得到及时处理，显著提高治疗效果。所以说，患者及其家人积极参与到疾病的治疗和监测过程中具有重大的临床意义。

本书作者根据自己多年的临床经验，以十分通俗易懂的语言，科学地回答了许多现实而又专业的炎症性肠病相关问题。书中内容不仅对患者及其家属具有很强的指导意义，而且对许多年轻医生来讲，也是不可多得的知识积累。我有幸先读此书，也感叹于作者渊博的医学知识和丰富的临床经验，我真诚地向各位读者推荐此书。

**张亚历**　南方医科大学南方消化疾病研究所副所长

　　我有幸在本书出版前先睹为快，阅读了陈焰主任等主编的《溃疡性结肠炎和克罗恩病你问我答》书稿，惊喜之余，为这种通俗易懂、寓医学诊疗与患教于一体的编写方法点上赞。众所周知，炎症性肠病是一种反复发生的、以肠道溃疡并伴有肠道功能损害为特征的慢性疾病。该病的治疗不单单是寻诊问药那么简单，而且涉及心理、家庭和社会生活各方面。让患者树立正确的疾病观，配合医生个体化诊疗，可以极大地提高生活质量。该书独具匠心，适应了医护人员和患者的需求，用问答的形式，对炎症性肠病疾病发作、维持缓解、预防复发的相关问题一一作答，将炎症性肠病复杂的病因、发病机制及诊疗、防治方法，用简单通俗的文字和图片展现在医患面前。该书的出版，为我国炎症性肠病患教宣传奉献了精彩的教材，实为从事该病防治的医护人员之幸，也是患者之幸。

**杜勤**　浙江大学医学院附属第二医院消化内科主任医师

　　炎症性肠病（IBD）患者是不幸的，因为从目前医学观念看,它是一种慢性、反复发作、需终身治疗的疾病,而且这类疾病大多数发生在青壮年或青少年时期。那正是人生最美好的年龄,本应该好好享受生活的他(她)们却不得不面对炎症性肠病及其并发症带来的各种病痛和高昂的医疗费用,承受持续药物治疗甚至手术的痛苦。不幸中的幸运是,有无数的研究者和医务工作者为了能找到更好的IBD诊治方法,尽其一生的努力奋斗在征服IBD的道路上。本书这么多的编写者就是其中的代表,他们从自己多年诊治、护理IBD病患的经验出发,结合国内外最新的IBD研究进展,针对患者们提出的各种实际问题,编写了《溃疡性结肠炎和克罗恩病你问我答》。就像陈焰主任团队创建的"爱在延长"IBD病患俱乐部一样,这是一本承载着满满爱心和正能量的书。

**陈春晓**　浙江省小肠学组组长

　　近年来,炎症性肠病(包括溃疡性结肠炎和克罗恩病,简称IBD)发病率逐年上升,这些患者常常需要终身治疗。每天有许多患者及其家属到医院就诊及咨询。临床医生因工作繁忙,解答起来难免力不从心。同时还有一个有意思的现象就是IBD患者普遍文化层次较高。因此,如果有一本内容丰富、介绍国内外最新治疗进展又通俗易懂、实用的书就好了。

　　陈焰主任专心于IBD的研究和治疗多年,曾赴美国学习深造,在这个领域具有相当高的造诣。她不仅医术精湛,而且医德高尚,视患者如亲人。以陈焰主任为首的团队创办了"爱在延长"俱乐部。该俱乐部既是IBD患者的交流园地,更是一个爱心之家。陈焰主任等几位有经验的IBD临床医师策划主编这样一本书,正好满足了患者和医者双方的善愿。这本书包含了浙江省内及国内其他省市40多位多年从事IBD诊治、具有丰富临床经验的医护人员的心得。特别感人的是,还有几位IBD患者贡献了他们的经验,与读者共享。全书采用问答的形式,共选取了260多个问题,分别对IBD病因、临床表现、常用药物、最新治疗进展、饮食、营养、患者管理以及一些特殊问题(如IBD患者的妊娠分娩问题等),进行了详细的讲解。其语言通俗易懂,图文并茂,不仅适用于临床医生,更是IBD病友随叫随到的医学顾问。

## 胡乃中　安徽医科大学第一附属医院消化科教授

陈焰医生用微信发来《溃疡性结肠炎和克罗恩病你问我答》的书稿。刚开始浏览就被目录中一些设问所吸引,一问一答,一口气读了下来。并发自内心感谢以陈焰医生为代表的一群好大夫们为IBD患者们奉献了这本好书。

该书不仅用正确的疾病知识和通俗的语言深入浅出地解答了IBD患者心中种种疑问和疑虑,同时也针对临床医生在IBD临床诊治工作中容易忽视或难以向患者解释清楚的问题提供专业知识的补充及合适的作答。该书提供的问题和答案比许多IBD专著提供的知识更加全面、实用,且生动有趣。它既是一本易于被患者接受的IBD健康教育读物,又可作为IBD专科医生的临床工具书。本书精彩之处是作者们独具匠心的设问。所设问题都是临床工作中经常遇到的,可谓每问都是"想患者所想",如"为什么做了那么多检查,花了那么长时间还不能确诊呢?""可能让你左右为难的问题?"等都是IBD患者最迫切需要了解的问题。全书字里行间渗透着这些青年作者对IBD诊疗事业的热爱。阅读后,我不禁为之叫绝,由衷地为他们良好的专业水准和用心的写作态度点赞。

# 序

　　炎症性肠病诊断困难，病情复杂，在整个病程中病情变化多端，严重的甚至会致残。以目前医学水平尚无根治手段。然而，及早诊断、及时发现病情变化、及时采取恰当的治疗手段，可以让患者度过一个个难关，恢复正常的生活质量。要达到这一目标，从始至终，一个高水平、负责任的医疗团队起着关键作用；同时，密切的医患沟通也起着同等重要的关键作用。可以理解，实现这一目标的体系和措施，就是我们所说的患者健康管理。下面我对患者健康管理的要点作简单介绍，可以让患者了解自己在其中的位置和重要性。唯有让患者了解，才能让患者积极参与，唯有积极参与，才能最大限度地改善患者的生活质量。

　　**多学科联合的医疗团队和全程全方位的服务体系**　炎症性肠病诊断困难、病情复杂，只有在全面了解病情的基础上才能制订合理的治疗方案。因此，在诊断上，消化内科专业医师固然重要，正是由他们根据患者症状、肠镜检查等做出拟诊。但这远远不够，要全

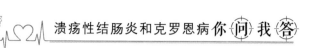

面了解病变在全消化道的分布和范围,要了解病变是否合并狭窄或穿透等并发症,必须有放射影像科专业医师的配合。要明确诊断,还要病理科专业医师的病理诊断。有时,还要风湿科、皮肤科和眼科医师帮助鉴别诊断。治疗上,消化内科专业医师的内科治疗常常管不了患者一辈子。遇到内科治疗无效、急性重症、并发症时,必须随时与结直肠外科专业医师商量手术时机,因此高水平的结直肠外科专业团队是治疗炎症性肠病的坚强后盾。要进一步提高治疗效果,专业的护理团队,营养科、心理科等专业医师的介入亦常不可少。强调多学科联合的医疗团队的重要性,是要提醒多数病情较复杂的炎症性肠病患者宜在具备这种条件的医院接受诊治。

一个规范的炎症性肠病诊治中心应该有一个规范的服务体系及服务流程,这包括建立患者档案、定期随访制度、咨询服务、热线电话及各种联系方式。通过这些服务,能随时根据患者病情变化调整治疗方案,指导患者用药及监测药物毒副作用、解答患者疑虑及进行生活和心理辅导。这是保证患者良好生活质量的重要保证。

**以患者为中心的医疗模式** 以往的医疗模式称为生物模式,那是"只见树木不见林、只管病不管人"的一种模式。事实上,疾病的发生是生物-心理-社会因素的综合结果,而患者尤其是终身疾病的患者最需要的是保持一生良好的生活质量。医生治疗患者肠道的病变固然重要,但恢复患者的整体状况更重要。既然肠道的病变目前并不可能完全根治,我们就必须综合考虑患者的感受,也就是我们所指的生活质量。让患者了解各种检查的必要性、各种治疗方案（包括手术）的利弊、长期用药维持治疗的必要性、药物的毒副作用和监测，既能保证诊疗方案的实施，更可提高患者自我感觉的满意度。以往我们讲患者的"依从性"。患者处于被动状态，不明不白地遵从医嘱，患者对此可能并不满意，遇到病情恶化便不再相信医生，遇到病情稳定也可能不遵从医嘱而自行停药，这样自然不利于治疗。现在我们讲患者的"合作性"，强调医生与患者一同选择治疗方案。患者从被动变为主动，医嘱的执行效果自然不同，患者自我感觉亦会更好。这就是以患者为中心的医疗模式，也是患者健康管理的重要环节。

**患者健康宣教**　健康宣教的主要目的，一是让患者对自己所患疾病有所了解，二是教育患者学会自我管理。健康宣教的内容主要包括：了解疾病的病因和症状，病情的发展过程，如何诊断，如何治疗，通常要注意什么。健康宣教的重点是针对患者最关心的问题以及容易忽略的问题进行通俗的解答。比如，得了克罗恩病的患者不明白为什么要做那么多检查，为什么要定期做复查，通过宣教，患者会主动配合检查。患者知道吸烟是克罗恩病复发的重要因素，才会决心戒烟。服用硫唑嘌呤维持治疗的患者，明白坚持服药可以防止复发，就不会自行停药；知道这药可能有白细胞减少的副作用才会记住定期作血常规复查。在疾病过程中，应该吃什么、不适宜吃什么，备孕期、妊娠期、分娩期和哺乳期要注意什么，疾病会不会遗传给下一代等等，都是患者最关心的问题。健康宣教可以通过多种形式进行，讲座、网上宣传和咨询、科普读物是最

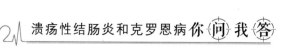

常用的形式。

  由陈焰医生组织,一批在炎症性肠病诊治上有很高学术水平和丰富临床经验,且热心于患者健康宣教的医师花了很多心血编写完成的《溃疡性结肠炎和克罗恩病你问我答》一书终于要出版了。这是我国首部内容如此全面、文字如此生动易懂的炎症性肠病健康宣教读物。该书的出版是炎症性肠病患者的福音,他们可以从这本书中找到几乎所有自己疑问的答案。该书对我国从事炎症性肠病的临床工作者来说,也是很有价值的参考书。如上所述,健康宣教是我们临床医师实施患者健康管理的重要组成部分。我以一个从事炎症性肠病临床和研究多年的医师身份,并代表广大炎症性肠病患者祝贺《溃疡性结肠炎和克罗恩病你问我答》一书的出版,并感谢陈焰医生的编写团队为我国炎症性肠病研究的发展所作出的贡献。

中山大学附属第六医院炎症性肠病诊治中心主任

亚洲炎症性肠病学会( Asian Organization for Crohns and Colitis )主席

胡品津

# 目 录

## 第一章 炎症性肠病概况

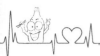

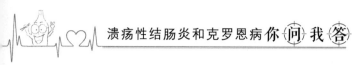

# 第二章 中西医结合治疗

# 第三章 癌变问题

# 第四章 饮 食

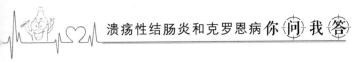

## 第五章　运动和生活

## 第六章　特殊情况下的注意事项（生育相关）

## 第七章　儿童和青少年问题

## 第八章　生活习惯

# 第九章　心理问题

## 第十章　自我管理

## 第十二章　随　访

# 第一章
# 炎症性肠病概况

## 一、病　因

 问题1: 我为什么会得克罗恩病这个奇怪的病?

几乎所有患者都与您一样有这样的困惑,首先我们来解释一下什么是克罗恩病。克罗恩病,英文名"Crohn's disease",简称CD,是以美国病理学家 Burrill B.Crohn 医生的名字命名的。1932 年,他与同事 Oppenheimer 和 Ginsburg 一起发表了一篇具有里程碑意义的论文,其中描述了克罗恩病的各种特征。克罗恩病和另一种与其相关的被称为溃疡性结肠炎的疾病是两种归属于炎症性肠病( Inflammatory bowel disease,IBD )的最主要疾病。

当医师告诉您可能得克罗恩病的时候,大家都会想:是不是我

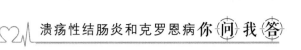

哪里做得不好,吃了什么不合适的东西,还是太劳累了或是压力太大了才得这个疾病? 到目前为止,无数的研究也在探讨这个问题。虽然至今还没有非常明确的答案,但是大部分专家认为这个疾病很可能是由多种因素导致的,主要有以下三个方面。

(1)遗传因素:研究发现,克罗恩病易发生于某些特定家族。事实上,大约20%的克罗恩病患者的一级亲属[即堂(表)兄弟姐妹或更亲近的关系]也患有克罗恩病或溃疡性结肠炎(这点虽然目前在国内尚没有数据,但是可以在临床上看到确有遗传的病例),所以国外很多资料显示克罗恩病有很明显的遗传因素。研究者已在积极探索可以控制克罗恩病遗传的相关基因。国外 IBD 研究小组在十几年前就有了重大突破,他们发现了第一个与克罗恩病相关的基因,称之为 NOD2 基因。这个基因可发生异常突变,这种突变会限制人体对细菌的抵抗能力,其在克罗恩病患者中的突变率是普通人群的 2 倍(但在国内尚没有明确结论)。不过到目前为止还没有方法预知哪种家族成员易患克罗恩病。克罗恩病的相关基因很有可能不止一个,国内外对这方面的研究已经有很多进展。利用新技术把这些基因研究得更清楚些,有可能有助于将来在疾病的预测和治疗方面取得突破。

(2)机体不适当的免疫反应:某些体质的患者接触某些触发因素,肠道内就出现过度的免疫反应,这种过度的免疫反应导致肠腔出现不同程度的炎症。

(3)某些触发因素:目前还不清楚到底是什么环境、病原体或物质触发肠腔，导致过度的免疫反应，最后导致肠腔出现炎症，而且这个炎症会持续存在。

概括来讲，克罗恩病是一种与基因相关的疾病，环境中的某些触发因素可能引起一系列的反应，最后导致该病的发生。它会激活人体的免疫系统，免疫系统对外界侵入物质进行打击，这即是炎症的开始。炎症继续下去，继而破坏结肠黏膜并引起克罗恩病的相关症状。

也就是说，不是您哪里做得不好才导致这个疾病的产生，您无须自责。压力或饮食可能诱发疾病，但不一定是疾病的病因。

（陈焰）

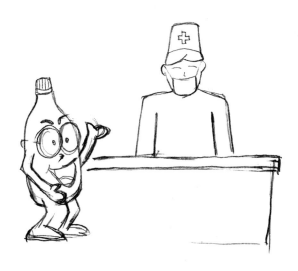

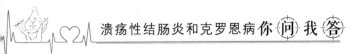

● 问题2：炎症性肠病是否属于过敏？

过敏是一种普遍的免疫系统疾病，简单地说就是对某种物质过度敏感。当您吃下、摸到或吸入某种物质的时候，身体会产生过度的反应，导致这种反应的物质就是所谓的"过敏原"。IBD可能发病的一个原因是机体不适当的免疫反应。因此，这两者可能在发病机制上存在一定的相关性。在小部分的IBD患者中发现了与IgE、IgG相关的食物过敏。对牛奶过敏是儿童IBD患者发病的一个危险因素。胃肠道食物过敏通常与儿童IBD患者广泛的肠外表现相关。另外，IBD与接触性过敏（即皮肤的Ⅳ型超敏反应）也有共同的遗传因素或环境因素。但是，炎症性肠病并不等同于一般的过敏性疾病。目前，科学家们也没有明确到底是什么食物导致身体出现这种过度的免疫反应。

（钟菁）

## 二、临床表现

● 问题3：溃疡性结肠炎和克罗恩病的临床表现有哪些呢？

溃疡性结肠炎的特点是多从直肠开始发展，局限于大肠。轻度的可以只是直肠小糜烂，重度的可以导致整个大肠严重溃疡甚至大出血、穿孔，病变呈连续性。其主要的表现是腹泻，多见黏液血便，常常伴发下腹部疼痛尤其是左下腹部疼痛。因为累及直肠，很多时候，患者可以有里急后重感（就是常常想解大便，但是大便其实没有或很少）。严重的患者还可能伴有发热等全身症状。

如果您患的是克罗恩病，那临床表现可能就复杂得多了。克罗恩病可能累及从口腔到肛门的任何一段消化道。而且克罗恩病的病变常常是全层的，病变肠道和正常健康的肠道可交替存在，这被称为"跳跃"现象。它最常累及的部位是小肠末端（回肠末端）。因为这些特点，克罗恩病的临床表现常常要比溃疡性结肠炎复杂很多。不同的累及部位、不同程度的病变，可以出现不同的临床表现，比如腹痛、腹泻、消瘦、贫血、发热、乏力、腹部包块等，儿童常常有发育迟缓等问题。有的患者可能有肛裂或肛瘘，从而引起疼痛及出血，尤其是在大便时发生。肠道的炎症也可以引起肠瘘，即肠襻间或肠道与其他脏器（如膀胱、阴道或皮肤）之间的通道。肠瘘多发生在肛周，这时您会发现有黏液、脓液或粪便从瘘口排出。除了消化道的症状，克罗恩病还可以表现为其他器官的一些症状及体征，如眼部发红、发痒，口腔溃疡，关节肿痛，皮肤损害，骨质疏松，肾结石等，而肝炎及肝硬化较少见。这些都被称为克罗恩病的肠外症状。有的患者以肠外症状为首发症状去就诊，而这些症状有时刚好出现在疾病突发之前。各种症状可轻可重。因为克罗恩病是慢性病，有时候疾病发作，有时候又缓解，疾病也可以导致部分未缓解的患者出现各种并发症甚至多次手术的情况。但从总体上说，多数克罗恩病患者仍然会拥有完整、有活力的一生。最重要

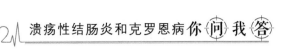

的是要配合专科医生找到适合自己的治疗方法,积极控制疾病的发展,这样一般可以有效减少复发和并发症。

克罗恩病(尤其是只累及结肠的克罗恩病)和溃疡性结肠炎均可以引起腹泻(有时为血便)和腹痛。正是因为这两种疾病的症状有时候如此相似,因此医生有时很难鉴别诊断。事实上,约有 10%的病例甚至不能确诊到底是克罗恩病还是溃疡性结肠炎。因为病情的特殊性和复杂性,并且医生对这种疾病的认识也存在差异,因此存在患者易被误诊的情况。这更加提醒各级医生需要加强对这类不是太常见的疾病的认识,尽早诊断,尽早治疗。因此,找到专科医师进行规范的诊治是非常重要的,随访过程中及时调整药物也是极为重要的。

(陈焰)

### 问题 4:我皮肤上出现一些结节,是否可能与溃疡性结肠炎或克罗恩病有关?

皮肤结节的出现可能与疾病有关(因为炎症性肠病可以引起肠道以外的表现——如皮肤出现结节性红斑等),也可能与您服用的药物有关(如药物不良反应等)。因此,当您出现这样的情况时,请及时与您的医生联系,同时在皮肤科医生的诊断下,进行合理治疗。在此,我们就炎症性肠病可能出现的肠外表现为您做些解释,帮助您更好地了解这种情况。

### 1. 皮肤、黏膜表现

口腔病变主要包括阿弗他溃疡、唇炎、牙龈炎、增殖性脓性口腔炎、口面部肉芽肿病、肉芽肿性腮腺炎等。其中，以阿弗他溃疡最常见。这与疾病活动性相关，随肠道症状的缓解而缓解。常见的皮肤表现包括结节性红斑、坏疽性脓皮病。此外，也有合并急性发热性嗜中性皮病（Sweet 综合征）、银屑病、坏死性皮肤血管炎的报道。

### 2. 肌肉、骨骼系统表现

炎症性肠病相关性关节炎可分为外周型和中央型。其中，外周型关节炎较多见，分为 2 个亚型：Ⅰ型常累及膝、踝、肩、腕等大关节，受累关节数目少（小于 5 个关节），具不对称性，与炎症性肠病活动相关，一般不引起关节畸形；Ⅱ型以对称性小关节受累为主，受累关节数目多于 5 个，与炎症性肠病活动关系不密切，仅反映其慢性病程，类风湿因子阴性。克罗恩病较溃疡性结肠炎更易发生外周型关节炎。中央型关节炎包括强直性脊椎炎和骶髂关节炎，两者可同时或单独发病。其他关节周围病变还包括肌腱炎、骨膜炎及关节和骨的肉芽肿病变。

### 3. 眼部表现

眼部表现常与关节及皮肤病变相伴出现，以巩膜炎、葡萄膜炎最为常见，但角膜溃疡、视网膜血管炎、视神经炎及眶肌炎等较少见。巩膜炎表现为巩膜和结膜充血，不影响视力，与炎症性肠病

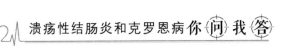

活动性平行,局部应用糖皮质激素可减轻刺激症状。葡萄膜炎与炎症性肠病的活动性不平行,常累及双眼,出现眼痛、视物模糊、畏光、头痛等症状,影响视力,甚至可能导致失明。常用的治疗药物有散瞳药、糖皮质激素(局部和全身应用)。

### 4. 肝胆系统表现

炎症性肠病伴发的肝胆疾病可分为以下 3 类:①与炎症性肠病发病机制相同的疾病,如原发性硬化性胆管炎、胆管周围炎、自身免疫性肝炎等;②炎症性肠病结构及病理生理改变所致的疾病,包括胆石症、脂肪肝、门静脉血栓形成、肝脓肿等;③可能与炎症性肠病相关的肝胆疾病,如肝脏淀粉样变、肉芽肿性肝炎及原发性胆汁性肝硬化。

### 5. 泌尿系统表现

炎症性肠病的泌尿系统表现主要包括泌尿系结石、泌尿道梗阻、盆腔瘘管形成及肾脏损害(包括肾小管损伤、肾小球肾炎、淀粉样变性等)。克罗恩病患者回肠吸收脂肪酸功能受损,脂肪酸在肠道与钙盐结合,草酸被肠道吸收形成草酸钙结石,因而肾结石发病率高。溃疡性结肠炎患者无肾结石形成的高危因素,故发病率低。

### 6. 血液系统表现

炎症性肠病的血液系统表现有血栓栓塞,且血栓栓塞部位多变,动、静脉均可累及,常见部位有腹腔、下肢和颅脑,偶有浅表游走性血栓静脉炎。其他血液系统表现包括贫血、骨髓炎、血小板减少性紫癜等。贫血以缺铁性贫血最为常见,还包括巨幼细胞贫血和溶血性贫血。

### 7. 呼吸系统表现

炎症性肠病的肺部表现较其他肠外表现少见,包括气管病变、瘘管、肉芽肿性疾病、自身免疫性疾病和血栓栓塞性疾病。

总之,炎症性肠病的肠外表现比较复杂多样,虽然发生率不高,但是如果出现了,就常常需要其他专科医师共同诊治。您的医师会根据您的临床表现寻找合作专家来共同诊治。

(林赛争)

## 三、诊 断

🔘 **问题 5: 为什么做了那么多检查,花了那么长时间还是不能确诊呢?**

真的很能体会您的心情,医生也非常希望可以给患者做早期诊断。但是说实话,您的这种情况并不少见。因为炎症性肠病是一种病因还不是很清楚的慢性非特异性肠道炎症疾病,缺乏诊断的"金标准",常常需要结合多项检查进行综合判断才可以明确诊断。很多时候,难以马上明确诊断(就是所谓的"确诊"),但是医师会有一个临床诊断,比如疑诊克罗恩病。医师需要对您进行密切随访,同时根据您的临床表现、各项检查、经济情况等制订适合您的治疗方案,治疗一段时间后再次检查,这样可能在随访一段时间后才可以确诊。少数病例甚至需要手术后才可以确诊。

一般来说,溃疡性结肠炎的主要临床表现为持续 6 周以上的黏液脓血便、腹痛、腹泻以及不同程度的全身症状。如果患者存在这样的典型症状,医生就要高度怀疑是否为溃疡性结肠炎,下一步可能就需要做肠镜检查。如果肠镜检查结果也符合诊断标准的话,则溃疡性结肠炎可作为临床拟诊;最后,如果内镜的病理或者手术病理检查结果也支持溃疡性结肠炎的诊断,那就是临床确诊了。

克罗恩病的常见症状就更加复杂了,主要是腹痛、腹泻和体重下降,可出现贫血、发热等全身症状,部分患者也可能以肛周脓肿和肛瘘等并发症作为首发症状。当患者出现上述表现时,克罗恩病可作为临床疑诊;下一步就需要做肠镜、小肠 CT、小肠磁共振、胃镜检查,如果其结果也符合诊断标准,则可将它作为临床拟诊;同样,最后的确诊还需要肠镜、小肠镜或手术的病理检查结果支持。

这个诊断流程看起来简单,但是实际上炎症性肠病的诊断缺乏一个“金标准”,需要综合临床、内镜及病理表现等多种因素分析。有时哪怕有肠镜或手术的病理标本也不一定能有明确的诊断。在一些临床病例中,炎症性肠病确实很难与肠结核、肠道淋巴瘤等相区别。

在临床工作中,由于溃疡性结肠炎通常会发生直肠受累,患者的大便性状变化较为明显,医师通常会想到给患者做肠镜检查,且在我国结肠镜检查费用不高,因此溃疡性结肠炎通常容易被临床医师发现。但是克罗恩病病变部位如果在小肠,患者的腹痛、腹泻等症状没有很典型的特征,很多患者在病情早期只表现为胃肠功能紊乱或者消化不良,医生不一定想到克罗恩病的诊断。另外,小肠内镜检查(胶囊内镜或小肠镜)费用高,在很多地方无法开展,这在一定情况下限制了它的临床使用。因此,克罗恩病(尤其是小肠型)的早期诊断较为困难,部分患者甚至在起病数年后才能得到临床诊断。

(陈佳敏)

### ● 问题 6:听说胶囊内镜很好,它对克罗恩病的诊断意义应该很大吧?

胶囊内镜是消化内镜发展历史上的一个里程碑。过去的消化内镜(比如胃镜、肠镜)都是管式内镜,需要经口或经肛门插入患者的消化道进行检查,患者多会感到紧张、恐惧。而胶囊内镜可以看作一个比普通药物胶囊稍大的微型摄像机,患者只要把它吞服下去,它就能在胃肠道里自动地拍摄照片,并把照片实时传输到体外的接收器中,最后医生通过分析接收器中的数据进行诊断。多数胶囊内镜能每秒拍摄 2 张照片,持续拍摄 8~12 小时。检查过程中,患者没有任何的痛苦和不适感。通常,这个吞下的"摄像胶囊"能在 1~3 天随粪便排出体外。胶囊内镜能有效地观察小肠的病灶情况,临床上主要用于胃镜、肠镜检查后仍不能明确病因的消化道出血、腹痛、腹泻等情况。从这一点看,胶囊内镜对于以小肠病变为

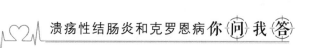

主的克罗恩病有很大的诊断意义。但是胶囊内镜检查有一个很严重的潜在风险,就是可能发生胶囊在小肠中滞留的情况。如果患者的小肠病变较为严重,出现了严重的小肠狭窄,胶囊有可能因不能通过狭窄部位而发生嵌顿,严重时会发生急性肠梗阻,在这种情况下可能需要通过外科手术才能取出胶囊,这会给患者带来额外的风险,并造成额外的痛苦。因此,我们的建议是,如果患者有长期腹痛,既往有肠梗阻病史或类似症状,并且临床上怀疑有克罗恩病时,建议在胶囊内镜检查前先做小肠 CT 或磁共振检查以了解有无小肠狭窄的征象,如已经有明显狭窄就尽量避免做胶囊内镜检查,可以用气囊小肠镜检查代替。小肠镜检查比较难,因为小肠非常长,所以医师需要评估是经过口腔还是经过肛门做小肠镜检查。而且它的操作时间常常会很长,需要住院检查,是比较费时、费力的一种检查方法。但是如果小肠镜检查找到病灶,那么就可以在小肠镜下取活检,这在克罗恩病的诊断和治疗中都极为重要。

(陈佳敏)

 **问题 7: 溃疡性结肠炎和普通肠炎的区别是什么呢?**

很多溃疡性结肠炎的患者最早出现腹痛、腹泻等胃肠道症状,常以为是普通肠炎,其实这两者是有区别的。

普通肠炎是由细菌、病毒、真菌和寄生虫等引起的肠道感染,大多数有自限性,短期内可好转,也有部分可慢性化,病程迁延至两个月以上,如慢性细菌性痢疾、慢性阿米巴痢疾、血吸虫病等,但经过正规抗菌治疗后可被基本治愈。

溃疡性结肠炎是一种累及结肠和直肠的慢性非特异性炎症性疾病，目前发病原因尚未明确，大多数专家认为是由遗传、免疫、环境等多种因素共同作用引起了疾病的发生，通过病史询问、实验室检测及内镜检查等可帮助诊断。溃疡性结肠炎一般发病比较缓慢，病情轻重不一，除了胃肠道症状外，部分患者还可能出现消化道外的表现，严重的还可以出现肠穿孔、癌变等。目前可以肯定的是，这是一种慢性病，可以通过治疗控制病情，但却不能被治愈，意味着这是一个持续的过程。因此，在患病初期就应正确并积极地治疗，而不能当作普通肠炎来处理，以免延误病情。

（邬丽娜）

### 🔘 问题 8：之前考虑我得的是溃疡性结肠炎，为什么后来又认为我得的是克罗恩病呢？

由于炎症可能累及您肠道的不同部位，对于结肠型的克罗恩病尤其是较为严重的克罗恩病来说，有时会导致全结肠连续性病变，这种情况与溃疡性结肠炎难以区别。需要多次大块的病理活检和有经验的病理医师与临床医师互相配合才可能判定，有时候甚至需要手术后才能区别开这两种疾病。不过，就算出现了刚开始的诊断和后面的诊断不一致的问题，一般也不会对您的治疗产生明显的影响，因为不管您得的是溃疡性结肠炎还是克罗恩病，如果累及的只是结肠，那么治疗方案是相对一致的。治疗指南上也

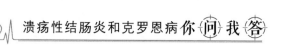
写有这种情况,如果一时难以区分溃疡性结肠炎与克罗恩病,即仅有结肠病变,但内镜及活检缺乏溃疡性结肠炎或克罗恩病的特征,则临床可诊断为炎症性肠病类型待定（Inflammatory bowel disease unclassified, IBDU ）。

（陈焰）

### 问题 9：医生怀疑我得的是克罗恩病,需要做哪些常规检查呢?

如果您有腹泻、腹痛及在数周或者数月内体重明显下降的情况,并且有炎症性肠病的家族史,那么我们可能怀疑您是不是得了克罗恩病,而您可能需要做以下检查。当然,具体做哪些检查,需要您的医生根据您的实际情况进行个体化选择。

#### 1. 大便和血液的化验

简单的血液检查能够知道您身体是否有炎症,是否有贫血。大便检查能够发现您的肠道有没有出血,有没有炎症。一般医师会让您做大便常规和隐血、大便培养、血常规和超敏 C 反应蛋白（CRP）、红细胞沉降率（ESR）等化验。排除了普通感染后,一般医生会建议您接着做下面的检查（内镜和影像学检查,如 CT 等）。

#### 2. 内镜检查

根据检查部位的不同及功能的不同,内镜有以下几种类型:胃镜、肠镜、小肠镜、胶囊内镜。各种内镜的前方都有个摄像头,可以看见肠道里的各种情况。打个比方，如果我们做肠镜检查：医生从肛门插入肠镜来检查大肠，肠镜前端就像装了一台摄像机，把我们检查过的地方都拍摄下来，看看有没有炎症、息肉或肿瘤。如果发现病变，我们就可以在有病变的地方取下病变的组织，送到病理科，在显微镜下做进一步检查。不过，胶囊内镜无法取活检。

### 3. X 线钡餐检查

胃肠钡餐检查需要我们喝下一杯稠稠的、石灰样的叫作硫酸钡的不透 X 光的粉剂，它随着我们胃肠的蠕动涂抹在肠道壁上，我们透过 X 线就可以看清肠道的整个轮廓显影，看清肠道局部有没有狭窄、肿胀、异常的凹陷或者突出，从而判断病变的部位及范围。有时候也需要采用钡剂灌肠，这个时候需要医生从肛门灌入钡剂，然后让它随着患者多次翻身涂在肠壁上。目前，钡剂灌肠已被结肠镜检查所代替，但其对肠腔狭窄无法继续进镜者仍有诊断价值。随着其他检查方法的改进，X 线钡餐检查现在用得越来越少，因为各种内镜以及小肠 CT（也称CTE）和小肠磁共振（小肠MRI，也称MRE）基本上可以替代这种检查；但对无条件行 CTE 检查的医院来说，则仍是小肠病变检查的重要技术。该检查对肠腔狭窄的动态观察可与CTE 或MRE 互补，必要时可两种检查方法同用。X 线所见为多发性、跳跃性病变，病变处可见裂隙状溃疡、卵石样改变、假息肉、肠腔狭窄，还可见瘘管。

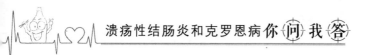

### 4. CTE 及 MRE

如果怀疑是克罗恩病,一般患者应该进一步做 CTE 或 MRE 检查(一般医师会告诉您这是"小肠 CT"或"小肠磁共振"),这是迄今为止评估小肠炎性病变的标准影像学检查。该类检查可反映肠壁的炎症改变、病变分布的部位和范围、狭窄的存在及其可能的性质(炎症活动性或纤维性狭窄)、肠腔外并发症(如瘘管形成、腹腔脓肿或蜂窝织炎等)。活动期克罗恩病典型的 CTE 表现:肠壁明显增厚(> 4mm);肠黏膜明显强化伴有肠壁分层改变,黏膜内环和浆膜外环明显强化,呈"靶征"或"双晕征";肠系膜血管增多、扩张、扭曲,呈"木梳征";相应系膜脂肪密度增高、模糊;肠系膜淋巴结肿大等。

CTE 与 MRE 对评估小肠炎性病变的精确性相似,后者较费时,设备和技术要求较高,但无放射线暴露之虑。另外,盆腔磁共振有助于确定肛周病变的位置和范围,了解瘘管类型及其与周围组织的解剖关系。

如果有条件,可以进一步做相关的比较特异性的血液化验,比如抗酿酒酵母抗体等,对诊断也是有帮助的。

(盛显仓)

🔘 **问题 10:医生说我的疾病需要与结核区别,那么如何区别结核和克罗恩病呢?**

首先要说明的是,这里的结核指的是肠结核。肠结核和克罗恩病虽然由不同原因引起,但是从临床症状、肠镜表现和病理切片的特点来讲都非常相似。然而,这两个疾病的治疗有很大的不同,所以在治疗前需要进行区别。那么怎样区别这两种疾病呢?临床上一般从以下几个方面来鉴别:

(1)临床表现方面。很多肠结核是由肺结核引起的,所以很多肠结核患者会有肺结核或其他部位的结核病史,拍胸片可以发现肺里有空洞或阴影等,典型的结核患者还会有低热、盗汗等症状;而大部分克罗恩病患者不会有这种表现(少数也可能会有)。克罗恩病患者很多会出现腹痛、腹泻,有时候还会有血便,除了肠道病变外还有很多其他表现,比如可能有肛周脓肿、肛瘘等症状(相对来说,肠结核比较少有这种情况)。

(2)化验方面。比如肠结核患者会有血沉升高、结核抗体化验阳性、T-SPOT检查(一种诊断结核病的化验方法)阳性的情况,而克罗恩病患者也可能有这些阳性情况,因此两者有时候真的很难区别。

(3)肠镜检查。虽然这两种疾病在肠镜下的表现很相似,但是典型的肠结核和典型的克罗恩病还是有各自的特点的。比如黏膜的纵形溃疡及鹅卵石样外观多见于克罗恩病;而肠息肉、环形或横形溃疡多见于肠结核。

(4)病理特征的区别。典型的肠结核肉芽肿较大,有时可见干酪样病变,肠黏膜组织里有时可以找到结核致病菌;而克罗恩病的肉芽肿往往较小,里面不会有结核致病菌。

虽然有以上几个方面可以供医生区别这两种疾病,但是它们相似处太多,不典型的肠结核和克罗恩病还是很难区别开来。令人遗憾的是,迄今为止还没有一种检查方法能完全区分这两种疾病,这也是世界医学界面临的一个难题。这两种疾病需要医生结合多方面检查结果综合考虑来做出诊断。

（周林,蔡青山）

### ● 问题 11: 医生说我的疾病无法和结核区别,需要诊断性抗结核治疗,为什么要进行诊断性抗结核治疗?

前面我们讲过肠结核和克罗恩病不管在临床表现还是化验检查结果方面都有很多相似之处,那么患者来到医院,医生就需要做出一个诊断,然后进行治疗。肠结核和克罗恩病的治疗方案可以说几乎是完全相反的。如果医生诊断为肠结核,就需要使用抗结核药物,也就是抗结核治疗。如果诊断克罗恩病,可能就需要使用免疫抑制剂或激素。但是如果诊断相反,肠结核患者接受免疫抑制剂就可能导致结核全身扩散;而克罗恩病患者也可能因接受不必要的抗结核治疗,增加了药物的毒副作用。但是临床上总是有些患者尽管做了很多检查、化验,仍无法明确诊断到底是肠结核还是克罗恩病。这时就有可能需要进行诊断性抗结核治疗,也称试验性抗结核治疗。患者先服用或静脉输入抗结核药物一段时间（一般为 1～2 个月）,然后再接受抽血化验及肠镜等检查,看看血液指标和肠道内部病变的地方有没有好转。如果病变好转,医生就会做出肠结核的诊断;如果情况相反,就会做出克罗恩病的诊断,并进行相关治疗。

那为什么不进行诊断性克罗恩病治疗呢？因为与诊断性抗结核治疗相比，前者发生风险的概率要高一些，后果可能严重一些。所以医生在诊断不明的情况下，往往会优先进行诊断性抗结核治疗。当然抗结核药物大多会有一些毒副作用，但是在抗结核治疗之前，医生会全面评估您的身体情况，如肝肾功能指标等，在治疗过程中也会密切观察您的身体情况变化，保证抗结核治疗的安全进行。非常重要的是，您一定要在短期治疗（2～3个月）时进行内镜复查，这样才可以判断抗结核药物是否有效。医师也需要通过这样的随访来判断到底是肠结核还是克罗恩病。

（周林）

### 问题12：克罗恩病的分型是怎样的？是不是有梗阻型、溃疡型这样的区分？

当克罗恩病的诊断成立后，需要进行疾病评估，以帮助我们更全面地评估病情、估计预后并制订适合您的治疗方案。一般规范的分型需要根据您的年龄、病变部位、疾病行为（是否有狭窄或穿透）和疾病严重程度得出，这个分型比较复杂和专业（主要原因还是克罗恩病的临床表现"五花八门"），但是非常重要。我们在此为您做些简单的解释。

临床类型推荐按照蒙特利尔克罗恩病表型分类法进行分型（详见表2-1）。疾病活动性的严重程度可用克罗恩病活动指数（CDAI）进行评价——在临床上可采用Harvey和Bradshow的简

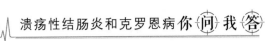

化CDAI计算法（详见表2-2），而Best CDAI计算法则更多应用于临床和科研（详见表2-3）。关于疾病累及的范围（具体范围如下），需要您的医生花足够的时间来检查明确。

（1）远端回肠或回盲部型克罗恩病：远端回肠是小肠（小肠分为十二指肠、空肠及回肠）的最后一部分，是克罗恩病最常累及的部位；而盲肠是远端回肠经回盲瓣连接大肠的起始段，常被同时累及，因此称为回盲部型。远端回肠或回盲部型克罗恩病患者在临床上主要表现为右下腹部疼痛（尤其在饭后易出现）、腹泻（有时甚至出现水样腹泻）、体重减轻，而便血并不常见。大约有40%的克罗恩病患者属于这种类型。

（2）小肠型克罗恩病：病变主要累及小肠［空肠和（或）回肠］，常见的症状是腹痛和腹泻，较少出现便血，但可有体重减轻及贫血，近1/3的克罗恩患者存在小肠的病变。

（3）结肠型克罗恩病：累及结肠（或大肠）的克罗恩病常被称作克罗恩结肠炎，也是克罗恩病的一种常见类型。其主要症状是腹泻、便中带血。由于炎症的存在，常常出现大便次数增多的症状，尤其是直肠的炎症更容易出现这些症状。

（4）上消化道型克罗恩病：上消化道包括食管、胃及一部分十二指肠，上消化道型克罗恩病患者相对少见，主要表现为消化不良的症状，如腹痛、恶心、食欲不振及体重减轻。

（5）肛周病变型克罗恩病：可以单独存在，也可以与身体其他部分炎症同时存在。肛周病变可以出现以下几种情况：肛裂、痔疮、肛周脓肿以及肛瘘。肛瘘是克罗恩病最典型的肛周病变,就是在肛门与肛周皮肤之间形成的管道,在皮肤上有细小的开口,可以看到脓液或粪样物质从开口处渗出,皮肤受到这些物质刺激后会出现疼痛、局部红肿等。

(6)口腔型克罗恩病:克罗恩病偶尔会发生在口腔,引起嘴唇肿胀和口裂,该型非常少见。然而,大概有 20% 的克罗恩病患者会出现口腔溃疡。

总之,只有经过一系列的检查,医师才可以大致明确您现在的疾病情况,制订适合您的治疗方案。

表 2-1 克罗恩病蒙特利尔分型

| 确诊年龄(A) | $A_1$ | ≤16 岁 | |
| | $A_2$ | 17～40 岁 | |
| | $A_3$ | >40 岁 | |
| 病变部位(L) | $L_1$ | 回肠末段 | $L_1+L_4$* |
| | $L_2$ | 结肠 | $L_2+L_4$ |
| | $L_3$ | 回结肠 | $L_3+L_4$ |
| | $L_4$ | 上消化道 | |
| 疾病行为(B) | $B_1$** | 非狭窄、非穿透 | $B_1$p*** |
| | $B_2$ | 狭窄 | $B_2$p |
| | $B_3$ | 穿透 | $B_3$p |

注:* $L_4$ 可与 $L_1$～$L_3$ 同时存在;**$B_1$ 随时间推移可发展为 $B_2$ 或 $B_3$;***p 为肛周病变,可与 $B_1$～$B_3$ 同时存在。

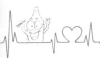

表 2-2　简化CDAI计算法

| 项　目 | 分　数 |
|---|---|
| 一般情况 | 0：良好；1：稍差；2：差；3：不良；4：极差 |
| 腹痛 | 0：无；1：轻；2：中；3：重 |
| 腹泻 | 稀便每日1次，每次记1分 |
| 腹块 | 0：无；1：可疑；2：确定；3：伴触痛 |
| 伴随疾病（关节痛、虹膜炎、结节性红斑、坏疽性脓皮病、阿弗他溃疡、裂沟、新瘘管及脓肿等） | 每种症状记1分 |

注：总分＜4分为缓解期；5～8分为中度活动期；≥9分为重度活动期。

表 2-3　Best CDAI计算法

| 变　量 | 权　重 |
|---|---|
| 稀便次数（1周） | 2 |
| 腹痛程度（1周总评，0～3分） | 5 |
| 一般情况（1周总评，0～4分） | 7 |
| 肠外表现与并发症（1项1分） | 20 |
| 阿片类止泻药（0～1分） | 30 |
| 腹部包块（可疑2分；肯定5分） | 10 |
| 红细胞压积降低值（正常值*：男40，女37） | 6 |
| 100×（1－体重/标准体重） | 1 |

注：* 红细胞压积正常值按国人标准。总分＝各分值之和，CDAI＜150为缓解期，CDAI≥150为活动期，150～220为轻度，221～450为中度，＞450为重度。

（潘杰，宋丽）

🔵 问题 13: 医生说我是 "回末型" 克罗恩病, 请问这是什么意思呢?

您问的这个问题很好, 每位患者都应该了解自己的疾病, 回答您这个问题需要简单介绍一下消化道的解剖结构。虽然消化道是我们人体的重要组成部分, 但大多数人对它并不熟悉, 让我们来简单了解它, 这样才可以更好地理解您的疾病 ( 尤其是克罗恩病患者, 如果要理解它, 您必须简单了解一下消化道的结构 )。

消化道始于口腔, 接着是一段几米长的弯曲的通道, 结束于直肠, 见图 1-1、图 1-2 和图 1-3。中间是一些在消化及运输食物过程中发挥作用的脏器。首先是食管, 它是一条连接口腔和胃的狭

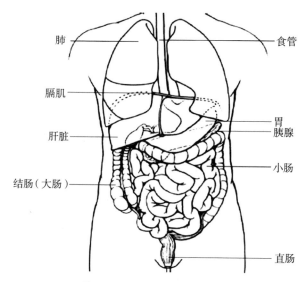

图 1-1 人体腹腔脏器示意图

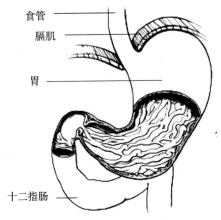

食管

膈肌

胃

十二指肠

图 1-2　人体上消化道示意图

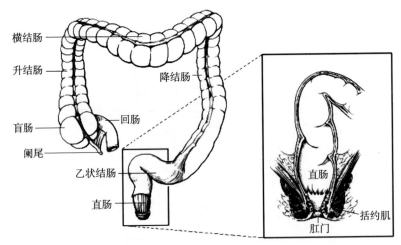

横结肠

升结肠

盲肠

阑尾

降结肠

回肠

乙状结肠

直肠

直肠

括约肌

肛门

图 1-3　人体结直肠示意图

长的管道；其次是胃；然后是小肠、结肠及直肠。小肠又可以分为十二指肠、空肠和回肠三部分。结肠围绕在小肠周围，又分为升结肠、横结肠、降结肠和乙状结肠四大部分。在这里还必须让大家认识一下阑尾，它位于腹部的右下方，在盲肠和回肠之间，是细长弯曲的盲管。因为阑尾离回肠末端非常近，而克罗恩病最多发的部位就是回肠末端，因此导致部分患者被误诊为阑尾炎。而这种病变发生在回肠末端的克罗恩病，就被称为"回末型"克罗恩病。

（陈焰）

## 四、并发症

**问题 14：溃疡性结肠炎的并发症有哪些？具体有什么表现？**

在中国，大部分溃疡性结肠炎患者的症状不是很严重，并发症不多。但是重症的溃疡性结肠炎就可能出现并发症，这些并发症主要包括中毒性巨结肠、肠穿孔、结肠直肠癌变、肠大出血、肠梗阻。

（1）中毒性巨结肠：多出现于暴发型或重症患者，常常因低钾或使用止痛药物及钡剂灌肠检查后诱发，病变累及结肠肌层及肌间神经丛，以致肠壁张力低下，使肠内容物和气体大量积聚，导致急性结肠扩张，病变多见于横结肠。主要表现为腹胀较以前明显加重，高热，口干，乏力，心慌，恶心、呕吐；腹部迅速膨胀，有压痛，

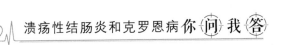

肠鸣音消失。

（2）肠穿孔：多继发于中毒性巨结肠，表现为全腹剧烈疼痛，全腹有压痛及反跳痛。

（3）结肠直肠癌变：发生与疾病时限和病变范围有关，病程越长，范围越广，癌变可能性越大。可能表现为在原有基础上大便习性改变，主要靠内镜及病理诊断。

（4）肠大出血：多因溃疡累及血管而出现，表现为解大量暗红色或鲜红色血便且便中可见血凝块，伴有乏力、头昏，甚至可出现昏迷。

（5）肠梗阻：因溃疡性结肠炎侵犯肠壁浅，出现梗阻概率小，多见于结肠远端，表现为肛门排气、排便明显减少甚至消失，腹痛、腹胀加重，伴有恶心、呕吐。

（何伟莉）

**问题 15：克罗恩病的并发症有哪些？ 具体有什么表现？什么时候需要怀疑我出现了并发症？**

克罗恩病的并发症有如下。

（1）消化道出血：克罗恩病可以发生在消化道的任何一段，包括食管、胃、小肠和大肠。如果病变累及血管，则会出血：如果病变发生在食管和胃，则可以表现为吐血；如果累及直肠，则会解鲜红的血便。出血量与所累及血管的粗细和血管压力有关，血管（尤其是动脉）越粗，出血量越大，甚至还会出现晕厥。如果哪天自己发现大便变黑或者呈暗红色，或者吐血了，就要考虑可能并发了合并消化道出血。

（2）肠管狭窄并梗阻：克罗恩病因为病变可以累及肠壁全层，所以容易导致肠腔狭窄，狭窄厉害就会导致梗阻，表现为腹痛、腹胀。当出现进食后（尤其是饱餐后）腹胀、腹痛，排便或者排气后腹痛减轻，病变厉害时排便、排气停止时，就需要怀疑并发肠梗阻了。

（3）肠穿孔：就是我们平时讲的"肠穿破"，可以分为急性肠穿孔和慢性肠穿孔。急性肠穿孔表现为突然发生的肚子痛，按压腹部时全腹部均有压痛，如果出现这种情况就要考虑急性肠穿孔。慢性肠穿孔就是肠穿孔至相邻器官（如小肠、大肠、膀胱、子宫和阴道等）形成内瘘：如穿孔到膀胱，则变为肠道膀胱瘘，表现为排尿时可解出大便来；如穿孔到子宫和阴道，则形成肠道子宫阴道瘘，阴道会流出大便；如穿孔到胃形成内瘘，则呕吐时会带有大便样物等。

（4）腹腔脓肿：肠道溃疡病变较深可致肠瘘，位置可在病变肠管附近，也可于远离病变肠管处（如腹壁、腹腔内、肠系膜、肝及髂腰肌等）形成脓肿。触摸腹部，表现为局部压痛明显，并能触及包块，如果发生上述情况，则需要怀疑腹腔脓肿形成。

（5）肛裂、肛瘘和肛周脓肿：如果出现肛周疼痛以及便后解鲜血（部分可伴有脓液流出），厉害时肛周有一脓包样肿块等情况，则需要怀疑合并肛裂、肛瘘和肛周脓肿，应到肛肠外科就诊。

（6）癌变：病变发生在结肠和直肠，尤其是肠管狭窄处和肠瘘部位，如果长时间不愈合就有可能发生癌变，但机会不大。在原有疾病药物控制良好的情况下，如果突发便血加剧，伴体重进行性下降，则需复查肠镜排除癌变。

（7）肠外并发症：30% 的克罗恩病患者会伴有以下几种肠外并发症。①血液疾病：发生率为 17%,包括缺铁性贫血、巨幼细胞性贫血及溶血性贫血等,表现为脸色苍白、头昏、乏力,伴胸闷、气急等,如出现上述症状须怀疑并发贫血,应到医院就诊。②皮肤病变：发生率为 12%,包括口疮样溃疡、坏疽性脓皮病及结节样红斑等。③肝胆管胰腺系统疾病：发生率为 6.5%,如脂肪肝、胆石症、硬化性胆管炎、胰腺炎、原发性胆汁性肝硬化及自身免疫性胰腺炎等。④关节病变：发生率为 5.1%,包括末梢性关节炎、强直性脊柱炎及骶髂关节炎。

（王群英,何伟莉）

## 五、检 查

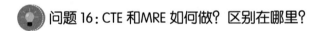

### 问题 16: CTE 和 MRE 如何做？区别在哪里？

CTE 与 MRE 对小肠炎性病变的评估精确性相似。CTE 相对快速简便,因此常常是首先采用的方法。MRE 较费时（常常需要做半小时左右,有的患者在做检查时,会因待在狭小的空间里而感到非常紧张）,设备和技术要求也较高,但无放射线暴露之虑。因为克罗恩病患者常常需要反复检查小肠影像,考虑到射线问题,所以对于年轻的患者,反复检查的时候最好采用 MRE。CTE 和 MRE 最重要的是需要服用等渗的甘露醇液（一般是一袋甘露醇加入 4 瓶 500 毫升的矿泉水中）,这样就可以把小肠大部分扩张好,有利于显像。但可能出现轻度腹胀、腹泻等不适反应。如果您已经存在肠梗阻,那么请和您的医生商量,很多时候即使不服用这些甘露醇液,小肠也已经扩张了。

（陈焰）

 **问题 17:内镜检查包括哪些?需要我准备什么?**

到目前为止,我国炎症性肠病的内镜检查包括胃镜、结肠镜、超声内镜、小肠镜和胶囊内镜。其中,胃镜、结肠镜检查因为其检查痛苦小、费用低、能被大家所接受等诸多原因,成为我们常用的内镜检查方法。

在做胃镜检查时,医生会将一根带有光源的细长灵活的内镜从口腔伸入您的上消化道,以检查您的食管、胃和十二指肠。在做结肠镜检查时,医生会将一根比胃镜略长一些且更加灵活的内镜从肛门伸入您的结肠并到达回肠末端,以检查直肠、结肠和回肠末端是否有病变。为了证实炎症反应,我们在检查过程中得取下一小块胃肠组织去化验,这就是活检,将取下来的组织放在显微镜下观察是否有别于正常组织,而肉眼是无法看清这些内容的。同时我们将根据您症状所在部位,来选择行上消化道或下消化道内镜检查。

胃镜检查和其他胃肠造影检查一样,需要胃是空的,请从前一天晚上(晚饭后)开始禁食,包括检查当天早餐禁食,一般需要禁食 8 小时。

结肠镜检查则相对复杂一些,请在检查前 1～2 天吃少渣半流质食物,如稀饭、面条等,检查前同样需要禁食 8 小时,同时在我们

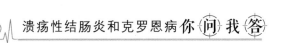

的指导下口服一定的泻药，以便检查时能看清肠道。每个医院的肠道准备可能稍有差异，但是目的都是为了尽量清除肠道内容物。这样，肠镜检查时才可以清楚看到肠腔内的情况。

（邱慧卿）

## 问题18：B超有什么价值？为什么有时候要穿刺？

超声（B超）检查在炎症性肠病诊治中的应用可分为两类：经腹壁肠道超声和内镜超声。经腹壁肠道超声作为影像学诊断方法的一种，在炎症性肠病诊断中具有一定的优势，因其非侵入性、无放射性和较好的耐受性而得到广泛应用。能量多普勒超声评估肠壁内血流是判断IBD病变活动性的可靠方法。IBD患者病变肠壁内微循环血流的增加与疾病的严重程度相关，活动期IBD患者肠壁内血流信号普遍较缓解期IBD患者及正常人丰富。这种血流的变化可用来判断疾病处于活动期，可作为评价IBD活动性的有效参数。而且对于部分存在肠腔狭窄或不能耐受而无法完成全结肠检查的患者，超声检查能起到补充作用，能清晰地提供内镜未能企及的回盲部或吻合口等IBD好发部位的病变情况。通过超声检查，不仅可以观察肠黏膜的病变，还可以观察到肠外和腹腔病变，如IBD患者合并脓肿、肠系膜淋巴结肿大、腹腔积液等，对于诊断和调整患者的治疗方案具有指导意义。目前，国际上已有较多的研究通过超声检查来判断病情、进行随访等，相信这种无创的检查有其独特的地位。

内镜超声检查是内镜和超声结合的产物，目前已被广泛应用于消化系统疾病的诊断和介入治疗，在 IBD 的诊断中亦发挥了重要作用。其可清晰显示 IBD 肠壁各层次结构的改变及黏膜下脉管样结构，探查肠道及肛管周围组织，发现肠道周围肿大淋巴结及直肠、肛管周围并发症，并可利用超声多普勒功能探查周围病灶及血供情况。因此，内镜超声检查正越来越广泛地被应用于 IBD 及其相关并发症。溃疡性结肠炎（UC）及克罗恩病（CD）在内镜下均以肠道黏膜糜烂、溃疡病变为特征，其内镜诊断与鉴别诊断具有一定的难度。由于 UC 和 CD 在大肠肠壁内的炎症表现有一定的差异，而通过内镜超声检查可以判断肠壁炎症累及的深度，测定肠壁各层异常组织厚度，因此对炎症性肠病的鉴别诊断具有一定的意义。利用内镜超声检查这一优势进行组织活检有望提高疾病的检出率，这在临床实践中具有重大意义。

（马敏俊）

## 问题 19：炎症性肠病患者为什么要行肠道超声检查？该检查有什么优点？

在欧洲国家，肠道超声检查在炎症性肠病患者中的应用十分常见，我国也有越来越多的炎症性肠病中心开展肠道超声检查。肠道超声的作用包括：①可以观察回肠和结肠的肠壁有无增厚，判断病变部位；②评估肠壁炎症活动程度；③评估有无肠道狭窄、脓肿和瘘管等并发症；④若患者有脓肿，则可在超声引导下行脓肿穿刺引流术,为外科手术做好前期准备;⑤对肛周脓肿患者,也可行会阴部超声检查(评估肛瘘走形和脓肿情况)以及超声引导下脓肿引流。

(毛仁)

**● 问题 20: 肠道超声检查与肠镜、CT 或磁共振相比有什么优缺点?**

肠道超声检查的优点在于:①价格便宜,目前肠道超声检查的价格约为 200 元(国内某些中心收费标准依情况而定),特别适合初次筛查和多次复查;②超声无射线,对身体没有伤害,检查无痛苦,超声探头放在体表就可,类似肝脏超声检查,过程舒适;③肠道准备简单,禁食 4～6 小时即可,一般不需要服用泻药行肠道准备。但肠道超声也有缺点,包括:①对检查者技术要求高,因此要找经验丰富的医生做检查;②某些体型肥胖的患者,图像不清晰,影响检查效果;③对某些位置较高的病变,如空肠的病变,显示略欠清晰。

(毛仁)

**● 问题 21: 为什么我做了多次内镜检查,也做了很多病理检查,仍然无法确诊? 病理检查有用吗?**

由于每次肠镜仅能取到少量活检组织,因此部分病例经病理检查无法诊断。即使多次肠镜活检,也有一些病例不能发现特征性病理改变,特别是一些仅仅累及小肠的克罗恩病,病理检查无法给出一个阳性诊断,这很正常。但病理检查确实很有用,有很多炎症性肠病的病例经病理检查能诊断。但要注意的是,活检标本病理诊断仅仅是临床综合诊断的一部分,病理往往只能给出一个可能性诊断,确诊还是要依靠临床。总的来说,我们不能忽视病理检查,但也不能过度依赖病理检查,病理检查结果只是一个有用的参考指标。

(姜支农)

## 六、治 疗

### (一)美沙拉嗪篇

 问题 22:美沙拉嗪是什么?

美沙拉嗪,化学名称为 5-氨基水杨酸(5-ASA),是与阿司匹林相似的一种化合物。服用后,大部分滞留在结肠内通过与结肠黏膜直接接触发挥治疗作用,直到随粪便完全排出体外。简单地说,该药的作用机制就是抑制肠道各种炎性细胞的活化,保护肠道黏膜免受损害。

现在市场上有许多不同品牌的美沙拉嗪,作用方式也稍有不同。比如颇得斯安是时间依赖性缓释剂,到了小肠和大肠就开始起作用;而莎尔福、艾迪莎是 pH 依赖性缓释剂,跟肠道的酸碱度有关,在回肠末端和结肠起作用。

(范一宏,王诗怡)

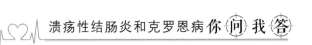

### 问题 23：美沙拉嗪适合治疗什么疾病？

美沙拉嗪是轻至中度溃疡性结肠炎诱导缓解（发作时，控制病情）和维持缓解（用药预防疾病发作）的一线药物。而对于克罗恩病患者来说，美沙拉嗪一般只用于疾病轻度活动的诱导缓解、缓解期的维持治疗以及手术后的治疗。

（范一宏，王诗怡）

### 问题 24：美沙拉嗪需要服用多久？

美沙拉嗪是目前轻至中度 IBD 诱导缓解和维持缓解的主要药物。对于极少数初发、轻症远端结肠炎患者，症状完全缓解后可停药观察，绝大部分患者需要维持治疗至少 3～5 年，甚至终生。另有研究显示，长期规律服用美沙拉嗪，可以降低溃疡性结肠炎患者发生结肠癌的概率。

（范一宏，王诗怡）

### 问题 25：美沙拉嗪有哪些副作用？

总体来说，美沙拉嗪的副作用是非常轻微的，发生率不高。如果出现了副作用，绝大部分只要停药或调节药物就可以避免。常见的副作用包括腹泻、腹痛、恶心和呕吐。偶见的不良反应包括头痛、结肠炎的发作、过敏反应（包括皮疹、荨麻疹、间质性肾炎和系统性红斑狼疮）。而急性胰腺炎、肝炎、肾病综合征、血液病（包括粒细胞缺乏症、再生障碍性贫血、白细胞减少）、发热等副作用则较为罕见。所以您在服用美沙拉嗪制剂的时候，应定期复查血常规、尿常规及肝肾功能，若有不适反应，及时就诊。

（范一宏，王诗怡）

 **问题 26：美沙拉嗪什么时候吃？（餐前，餐后，还是餐时？）**

我们建议在餐前 1 小时服用，美沙拉嗪肠溶片整片用足量水送服（不能嚼碎）。可以顿服（即一顿服用）或者一天两次，尽量防止漏服。足剂量的治疗更有利于疗效的发挥。

（范一宏，王诗怡）

 **问题 27：艾迪莎和颇得斯安在哪里释放？原理是什么？**

艾迪莎是法国进口的美沙拉嗪缓释颗粒，主要释放部位在回肠末端和结肠。其原理是通过一种被称作"聚丙烯酯树脂"的特殊包膜使美沙拉嗪得到"保护"，这种包膜的溶解受 pH 的控制，在进入小肠后（pH > 5.5）开始溶解，待进入空肠和结肠处（pH>7.0）进一步溶解，释放出有效物质。

颇得斯安是由乙基纤维素制成包被的美沙拉嗪控释微小胶囊剂。简单地说，就是其有效成分的释放量随着时间的推移和肠道pH 值的升高而增加。与艾迪莎不同，颇得斯安释放的范围更为广泛，在小肠和结肠中均能达到有效的治疗浓度。

所以根据每位患者病变部位的不同，所采用的治疗药物也是不

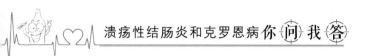

同的。对于病变部位局限于回肠末端和结肠的患者来说,可选用艾迪莎;而对于广泛性结肠炎患者来说,颇得斯安可能更有效。

(范一宏,王诗怡)

### (二)激素和免疫抑制剂篇

如果说前述一些措施是治疗的前奏,那么激素和免疫抑制剂可谓是炎症性肠病最主要的治疗药物。说起这两类药物,可能绝大多数人的反应是副作用大,不能随便使用。可事物往往具有两面性,这两类药物在炎症性肠病的治疗中发挥着不可替代的作用。

(张冰琳)

### 🔘 问题 28:激素是什么?

我们这里所说的激素是指糖皮质激素,又名"肾上腺皮质激素",是由肾上腺皮质分泌的一类甾体激素(我们人体自身就能生产,只是不够用啊!),可以采用化学方法进行人工合成。其只有在剂量足够大或高浓度时,才会产生我们所需要的药理作用。

(张冰琳)

### 🔘 问题 29:激素有哪些作用?

激素不仅具有调节糖、脂肪和蛋白质的生物合成和代谢的作用,还具有抑制免疫应答、抗感染、抗毒、抗休克等作用。

比如说它的抗炎作用:糖皮质激素通过诱导抗炎因子的合成、

抑制炎性因子的合成、诱导炎性细胞的凋亡、收缩血管并抑制蛋白水解酶的释放等，产生快速、强大而非特异性的抗炎作用。请注意：它具有快速、强大而非特异性的特点，对各种炎症均有效。在炎症初期，它既能抑制毛细血管扩张，减轻渗出和水肿，又能抑制白细胞的浸润和吞噬，从而减轻炎症的症状。

这不正是我们在治疗炎症性肠病中所需要的作用吗？炎症性肠病中的炎症并不是我们传统意义上的、由于感染所致的、只要消消炎就会好的那种"发炎"。它是由多种因素引起的、与机体免疫紊乱相关的非感染性炎症，而激素正是这种炎症的"克星"。

（张冰琳）

 **问题30：激素可以治疗哪些疾病？**

激素可以治疗的疾病有很多，特别是在对某些危重症患者的抢救中发挥了巨大的作用。全面地来看，激素可以作为急慢性肾上腺皮质功能不全、垂体前叶功能减退和肾上腺次全切除术后的补充替代疗法（其最本质的用处）。对于严重急性感染或炎症，在应用足量有效抗生素的同时，配伍激素，利用其抗炎、抗毒作用，可缓解症状，帮助患者度过危险期，还可以防止脑膜炎、心包炎、关节炎及烧伤等炎症后遗症的发生，产生消炎止痛作用。激素还对支气管哮喘有特效，可以缓解众多自身免疫性疾病和过敏性疾病的症状，抑制器官移植术后的排斥反应，并在感染中毒性休克、过敏性休克、心源性休克和低血容量性休克中发挥强大的疗效。另外，

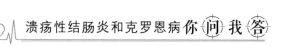

激素在白血病、皮肤病、恶性肿瘤的治疗中具有不小的作用。我们常用的激素有泼尼松、甲强龙、氢化可的松及地塞米松等。

（张冰琳）

### 🔘 问题 31：激素在炎症性肠病治疗中的使用剂量和疗程如何？

对于炎症性肠病来说，中重度溃疡性结肠炎和活动性克罗恩病均是激素治疗的适应证。很多炎症性肠病从活动期转为缓解期就靠它了。

泼尼松推荐使用量一般为 0.75～1 毫克/（千克·天）（其他类型全身作用激素的剂量按相当于上述泼尼松剂量折算）；达到症状完全缓解后开始逐步减量（需遵医嘱），每周减 5 毫克；当减至 20 毫克/ 天时，每周减 2.5 毫克，直至停用。快速减量会导致早期复发。使用激素的同时需补充钙剂和维生素D。

布地奈德是局部使用的激素，它的全身反应显著小于全身作用的激素，用法为每次 3 毫克，每天口服 3 次，一般在 8～12 周临床缓解后改为每次 3 毫克，每天口服 2 次。一般来说，激素使用时间在 3～6 个月左右，超过 6 个月再无维持作用，因此不能作为长期维持治疗的药物。不要擅自调整激素的用量或停药，服药期间最好到专科门诊密切随访。

（张冰琳）

**问题32：激素有哪些副作用？**

可以说，在很多疾病的治疗上，激素功不可没。前面说了激素那么多好话，也要说说它的坏话。就像我们前面所说，事物往往具有两面性。就像一般人所担忧的那样，激素也有许多副作用。特别是长期大量地使用会带来不小的副作用。最容易被发现的就是我们的外表，"满月脸""水牛背"、多毛、皮肤变薄，一看就知道在服用激素。如果说外表还能忍一忍的话，那么内在的一些问题更会引起医生的关注：诱发或加重感染，溃疡病，诱发高血压和动脉硬化，高血糖，低血钙，骨质疏松，肌肉萎缩，伤口愈合延缓，股骨头坏死，抑制儿童生长发育等。

自古就有鱼与熊掌不可兼得之说。在激素的使用上，对医生来说是严格掌握其适应证；对患者来说，有时它是一种无可替代的药品，合理地使用、严密地观察监测可以将它的副作用尽可能降低。

（张冰琳）

 **问题33：激素用量减不下来怎么办？**

激素用量减不下来的原因有很多：如果是疾病尚没有得到控制，那常常提示需要换药甚至手术了；如果是激素减量就出现疾病复发或指标活动，大部分是由于免疫抑制剂等维持缓解的药物的使用还不到位。因为激素对维持治疗是无效的，因此在病情得到控制后（或者在诱导缓解治疗的同时），医师会及时加用合适

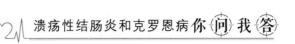

的维持用药,比如免疫抑制剂等,这样就可以尽量避免长期使用激素。

(张冰琳)

## ● 问题 34:免疫抑制剂是什么?

免疫抑制剂,顾名思义就是对机体的免疫反应具有抑制作用的药物。它能抑制与免疫反应有关细胞(T 细胞和 B 细胞等巨噬细胞 )的增殖和功能发挥,从而降低抗体免疫反应。免疫抑制剂有很多种类,包括前面提到的激素也有免疫抑制作用,我们在这里所说的治疗IBD的免疫抑制剂包括传统的免疫抑制剂 [ 如 6-巯嘌呤( 6-Mercaptopurine,6-MP )、硫唑嘌呤(Azathioprine,AZA)、甲氨蝶呤( Methotrexate,MTX )等 ] 和新型的免疫制剂 [ 如环孢素( Cyclosporine,CsA )、他克莫司( Tacrolimus )、吗替麦考酚酯( Mycophenolate mofetil,MMF )等 ]。

(张冰琳)

## ● 问题 35:在炎症性肠病中,免疫抑制剂使用的适应证有哪些?

免疫抑制剂通常适用于对糖皮质激素依赖或抵抗的 IBD 患者。免疫抑制剂能有效地防止其复发,还能使长期接受糖皮质激素治疗的患者逐渐减小激素剂量,甚至完全停用激素,并且延长病情缓解时间而不至于复发。这有助于 IBD 患者减少因长期应用糖皮质激素而导致的副作用。具体来说,免疫抑制剂可用于:①减轻或消除患者对糖皮质激素的依赖;②氨基水杨酸和糖皮质激素治疗均无效或疗效欠佳的患者;③氨基水杨酸维持缓解无效的患者;④合并瘘管的患者;⑤糖皮质激素治疗、诱导缓解后复发的 CD 患者;⑥糖皮质激素依赖患者的诱导及维持缓解。

(张冰琳)

 **问题 36:嘌呤类免疫抑制剂如何使用?**

6-巯嘌呤(6-MP)和硫唑嘌呤(AZA)是嘌呤代谢的拮抗剂,是目前临床上最广泛应用于 IBD 治疗的免疫抑制剂。这两种药物起效很缓慢(大多需要 2 个月以上),往往联合使用激素和生物制剂。

在欧洲共识意见中推荐的AZA 目标剂量范围是 1.5~2.5 毫克/(千克·天)。我国尚未有关于 AZA 的共识。有人认为,亚裔人种剂量宜偏小,如 1 毫克/(千克·天)。但目前有多位专家认为,AZA 剂量应用到较大才合适。6-MP 在欧洲共识意见中推荐的目标剂量范围是 0.75~1.5 毫克/(千克·天)。

治疗过程中,应根据疗效和不良反应对剂量进行调整。剂量不足会影响疗效;剂量太大,则不良反应的风险又难以接受。一般有初始目标剂量,用药过程中用剂量调整法和低剂量逐步增量至目标剂量法来调节剂量,后者可采用每 4 周逐步增量法。

使用 AZA 维持撤离激素缓解有效的患者,疗程一般不少于 4 年。不要擅自调整 AZA 的用量或停药。服药期间,专科门诊应密切随访,注意监测血常规和肝功能。

（张冰琳）

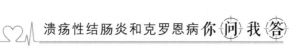 **问题 37:嘌呤类免疫抑制剂的主要副作用有哪些?**

嘌呤类免疫抑制剂的副作用主要有以下四大类。①最常见的副作用是过敏反应,通常发生于治疗早期（治疗 2～3 周）,可能由药物本身引起,表现为发热、皮疹、关节痛、恶心、腹泻、肝炎等,发生率约为 5%。②与剂量相关的毒性,主要是骨髓抑制作用,这是 6-MP 和 AZA 常见的副作用,表现为外周血白细胞减少、贫血、血小板减少,其中以白细胞减少最多见。血小板下降可单独或与白细胞下降同时发生。肝功能损害中,部分属于剂量相关性副作用,发生率低,表现为碱性磷酸酶升高,转氨酶多轻度升高。亦有报道称会导致胰腺炎,但少见（低于 5%）。③关于肿瘤的发生。关于 6-MP 和AZA 的长期应用是否会增加恶性肿瘤（尤其是淋巴瘤）的发生,至今报道不一。一些大样本的病例对照研究显示,应用 6-MP 和 AZA 治疗的 IBD 患者,其患淋巴瘤的风险并未增加。但也有报道显示,接受 6-MP 和 AZA 治疗的 IBD 患者,其患淋巴瘤的风险增加 5 倍,但其绝对风险实际上非常低（应用超过 10 年,风险增加＜ 1%）。还有报道发现,应用嘌呤类药物治疗会增加患非黑色素瘤皮肤癌的风险。④对妊娠的影响。关于 6-MP 和 AZA 能否在妊娠后继续应用,目前尚未统一。一些资料显示,6-MP 和 AZA 都不增加流产、胎儿发育异常及感染的概率。

总之，目前对于 IBD 患者是否能长期应用 6-MP 和 AZA 的观点是：利大于弊，应鼓励应用，但应严密监测。

（张冰琳）

 问题 38：如何监测硫唑嘌呤的副作用？

硫唑嘌呤（AZA）的副作用在服药 3 个月内比较常见，其中又以第 1 个月最常见。但是骨髓抑制也可以迟发，有的甚至在服药 1 年以后才发生。因此，用药期间应全程监测，定期随诊。用药第 1 个月，每周复查 1 次血常规；第 2～3 个月，每 2 周复查 1 次血常规；之后半年，每月复查血常规；半年后，血常规检查间隔时间可视情况适当延长，但不能停止。前 3 个月，每个月还需要复查肝功能，之后根据情况复查。

（张冰琳）

 问题 39：使用嘌呤类免疫抑制剂导致白细胞水平降低，我该怎么办？

服用 AZA/6-MP 后，如果出现白细胞低于正常值的情况，需及时到专科就诊。医生将根据您的化验结果决定是否继续应用嘌呤类免疫抑制剂。一般出现白细胞水平低于 $4 \times 10^9/L$（升）时，可不停用 AZA/6-MP，同时口服升白胺、利血生或维生素 $B_4$ 等升白细胞药物，密切观察白细胞水平。如果白细胞水平低于 $2 \times 10^9/L$（升），那只能

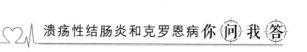

停用嘌呤类免疫抑制剂,而使用重组人粒细胞集落刺激因子。

民间流传的一些升白细胞的食物或中药可能有一定的作用,但白细胞水平的密切监测、专科的随诊尤为重要。

（张冰琳）

### 问题 40: 炎症性肠病患者为什么可以用沙利度胺,有效剂量是多少?

沙利度胺通过促进 TNF-α mRNA 的降解,减少 TNF-α 的生成,对炎症反应有抑制作用,可用于治疗难治性炎症性肠病,有人称它为"穷人的类克"。

对沙利度胺治疗炎症性肠病的有效剂量,目前尚无统一规范,患者必须找医生就诊并遵照医嘱用药,剂量范围多在 50~300 毫克/天。

（杨红）

### 问题 41: 沙利度胺有哪些副作用? 沙利度胺用于治疗炎症性肠病女性患者时需要注意哪些事情?

沙利度胺副作用包括外周神经炎、嗜睡、水肿、皮炎、高血压、眩晕、躁动、幻觉、便秘、白细胞减少、机会感染、心律失常及血栓栓塞等。

沙利度胺最为熟知的副作用是致畸性,妊娠早期服用 50 毫克沙利度胺就可造成胎儿严重的发育缺陷。沙利度胺因为"海豹胎"

而曾经被停用,育龄期妇女应用该药时必须咨询医生。

沙利度胺用于治疗炎症性肠病女性患者时,用药前必须确认其是否处于孕期。对于育龄期妇女,服药期间需监测人绒毛促性腺激素,警惕用药期间出现妊娠。若计划妊娠,建议停药3个月以上。

(杨红)

## (三)生物制剂篇

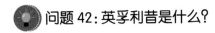 问题42:英孚利昔是什么?

英孚利昔单抗(Infliximab,IFX,商品名类克)是一种嵌合型 $IgG_1$ 单克隆抗体。其序列中,75%为人源性,25%为鼠源性。英孚利昔能与肿瘤坏死因子(TNF-α)发生高亲和性、高特异性结合。它通过与 TNF-α 受体结合实现中和其生物活性的作用。但是,英孚利昔作用机制可能涉及其他机制。

(陈焰)

问题43:英孚利昔单抗的治疗效果如何?

英孚利昔的剂量一般是每次 5~10 毫克/千克,有时患者经过治疗后体重增加,剂量也就需要增加。有研究表明,用英孚利昔单抗治疗克罗恩病,可以让大部分患者内镜表现改善、病理活动指数明显下降,也可以迅速让患者的溃疡达到黏膜愈合的水平,甚至降低手术概率,改善患者预后。因此,如果使用得当,英

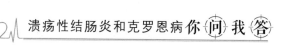

孚利昔单抗是非常有效的一种药物。

（陈焰）

### 问题 44：哪些克罗恩病患者需要使用英孚利昔单抗进行治疗？

英孚利昔是目前我国唯一获得批准用于克罗恩病治疗的生物制剂，特别适用于中重度活动的及有瘘管的（这类患者很可能对传统治疗应答不佳）、采用激素和各种免疫抑制剂治疗无效的、激素依赖的、激素耐受的或者不能耐受传统药物治疗的克罗恩病患者。但对于高危的克罗恩病患者来说，何时使用英孚利昔单抗视情况而定，可在激素无效时使用，也可以在一开始就使用。该药物由于价格高，在很多地区医保无法报销，因此需要结合病情和患者经济情况等制订合适的治疗方案。请您务必在专科医师的指导下共同协商讨论治疗方案。

（陈焰）

### 问题 45：哪些克罗恩病患者可能需要患病早期使用英孚利昔单抗治疗（早期积极治疗）？

近年来研究提示，早期积极治疗有可能提高疾病缓解率，降低缓解期复发率。早期积极治疗是指不必经过"升阶治疗"阶段，活动期诱导缓解的治疗从一开始就给予更强的药物。这主要包括两种选择：糖皮质激素联合免疫抑制剂（硫嘌呤类药物或甲氨蝶呤）或直接给予英孚利昔单抗（单独用或与硫唑嘌呤联用）。

哪些患者需要早期积极治疗，这取决于对患者预后的估计，而被称为"病情难以控制"（Disabling disease）的高危因素正在逐步被认知。所谓"病情难以控制"，一般指患者在短时间内出现复发而要重复激素治疗或发生激素依赖，或者在较短时间内有需行肠切除术等预后不良表现。目前，较为认同的预测"病情难以控制"的高危因素包括合并肛周病变，广泛性病变（病变累及肠段长度累计＞100cm），食管、胃、十二指肠病变，发病年龄轻，首次发病即需要激素治疗等。对于有2个或2个以上高危因素的患者，宜在开始治疗时就考虑予以早期积极治疗。此外，对于接受过激素治疗而复发频繁（一般指每年复发次数≥2次）的患者，亦宜考虑给予更积极的治疗。对这类高危患者，需要早期积极治疗，才可能减少以后的并发症，甚至降低手术概率。因此，您的医生会根据您的病情与您讨论是否要使用该药物。

（陈焰）

 问题46：采用英孚利昔单抗治疗有副作用吗？

几乎任何药物都有副作用。尽管研究显示，多数患者对英孚利昔单抗治疗的耐受性较好，但是英孚利昔单抗治疗也可能发生一些副作用，比如白细胞减少、肝功能受损及感染（比如结核等）。这些副作用都有可能发生，在临床上使用该药治疗时更加需要警

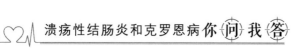

惕少见的严重事件的发生。因此,建议在专科医生严密监控下使用该类药物。

硫唑嘌呤和英孚利昔单抗联合使用,效果一般会更好。因为免疫抑制剂的联合使用降低了英孚利昔单抗的抗体形成率,使得其应用有了更好的疗效及缓解率。联合治疗可能对预后较差的患者(例如有瘘管并发症的患者、需要使用类固醇的患者或者吸烟的患者)更为合适。但有研究表明,在接受硫唑嘌呤治疗的患者中,年纪较大的患者较年轻患者患淋巴瘤的风险更高。因此,对这类患者应该考虑单药治疗。此外,采用英孚利昔单抗治疗,尤其是合并用药的时候,患者合并机会性感染的概率均明显高于免疫抑制剂单药的使用。因此,该类药物需要在专科医生的监测下使用。

(陈焰)

### 问题 47:英孚利昔单抗可以长期使用吗?

在最初应用阶段,英孚利昔单抗被认为是按需的,即在需要时应用。然而,输液治疗的长间隔导致个体针对英孚利昔单抗的抗体增多,这与其相应的治疗反应丢失有关。如果病情需要,您的经费也允许,那么可以长期使用英孚利昔单抗。

(陈焰)

⦿ **问题 48：停用英孚利昔单抗后，若疾病复发，治疗还有效吗？**

停用英孚利昔单抗后，医生一般会采用其他药物维持治疗，但是部分患者可能复发。疾病复发的危险因素包括男性、未行外科切除、白细胞计数> $6×10^9$/L（升）、血红蛋白≤ 145 克/ 升、CRP ≥ 5.0 毫克/ 升，以及粪便钙卫蛋白≥ 300 毫克/ 克。有项研究表明，至多 2 个危险因素的患者 1 年内再次复发的风险为 15%。复发后应用英孚利昔单抗再次治疗大部分还是有效的，并且英孚利昔单抗对 88% 的复发患者是耐受良好的。

（陈焰）

## （四）肠内（肠外）营养篇

⦿ **问题 49：肠内营养可以治疗克罗恩病吗？**

在克罗恩病的治疗中，肠内营养有着极其重要的地位。已经有许多文献显示，肠内营养对克罗恩病具有有力的作用。营养支持不但可以改善患者的营养状态，提高生活质量，减少手术并发症，还可以诱导和维持克罗恩病的缓解，促进黏膜修复，改善自然病程。而且用肠内营养疗法治疗克罗恩病较其他药物治疗方法有显著的优势，它没有药物的相关不良反应，特别是在长期治疗过程中，可有效地减少糖皮质激素的应用，对病情的预后有明显的改

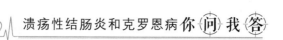

善。我国炎症性肠病营养支持共识也认为，炎症性肠病的营养支持应被称作"营养支持治疗"更为合适。

（陈焰）

### 问题 50：肠内营养摄入剂量不同对改善疾病情况的作用一样吗？

2006 年，GUT 杂志报道了对 50 例 CD 患儿进行肠内营养治疗的研究结果。该研究对这些患儿进行 100% 肠内营养或 50% 肠内营养治疗（其余 50% 靠普通饮食摄入）共 6 周，结果发现这两种方法均可以明显降低疾病活动指数，改善患儿的症状和活动指数，而且前者疗效好于后者，提示肠内营养占摄入能量比例越高，其疗效越明显。其他研究也提示，肠内营养对 CD 的治疗是呈剂量效应的。

（陈焰）

### 问题 51：口服和鼻饲，哪种方式进行肠内营养效果更好呢？

克罗恩病患者在诱导缓解治疗中常需要采用全肠内营养（EEN）。至今还不清楚全肠内营养到底是通过管饲（多为鼻饲）还是通过口服更加有效。不过，我国炎症性肠病的营养指南建议：每日营养液摄入超过 600 千卡最好选用鼻饲进行肠内营养。对于一些肠道功能不是很好的患者，管饲可以相对缓慢地让患者吸收营养

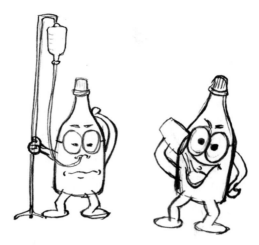

液,而且不需要考虑口味的问题,因此如果需要长期的全肠内营养,一般还是选择鼻饲。

有的营养液比较适合鼻饲,有的营养液口服和鼻饲都适合。营养液有多种选择。目前的研究显示,各种营养液之间没有太显著的差异,但肠内营养占摄入能量比重越高,其疗效越明显。也就是说,无论哪种营养液,最重要的是您需要保证摄入的量足够,才可以达到好的治疗效果。您可以根据您的经济情况、个人口味和喜好等决定用哪种营养液,并一定要和您的主管医生好好商量,因为依从性(就是您能否坚持一段时间的肠内营养)好是治疗有效的关键。病情得到控制后,医师常常会建议您改为部分肠内营养,就是说您可以食用一些食物,配合口服或鼻饲少量肠内营养液。这样可以进一步改善您的生活质量。要知道克罗恩病治疗的最终目标就是改善生活质量。

(陈焰)

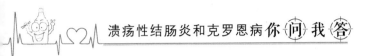

### 问题 52：什么情况下可能更需要口服营养补充？

对于疾病缓解或部分不能耐受鼻饲的患者，可以改用部分肠内营养（PEN），这时候口服营养补充（ONS）开始发挥重要作用。目前，绝大部分研究显示，要素膳和非要素膳对控制克罗恩病炎症的疗效相当，选择何种肠内营养剂常常与口味、价格等因素有关。如果肠内营养剂的口味是患者容易接受的，那么肠内营养甚至 EEN 的实施就容易得多。口服营养补充的价格相对低，如果摄入的量较多，则其疗效确定。但主要问题是口服营养补充需要患者有一定的胃肠功能，部分重症患者耐受性相对较差，长期服用，患者依从性也难以保证。对成人而言，长期口服肠内营养剂依从性较差的主要原因还是口味，但是儿童和青少年相对容易做到。如何进一步提高肠内营养剂的口感，让克罗恩病的成年患者也可以坚持长期服用，这是今后克罗恩病患者口服肠内营养配方的发展方向。

我很关注自己的营养状态。我该如何计算我的体重指数呢？

体重指数（BMI）计算公式为体重（千克）/［身高（米）×身高（米）］，结果正常范围为 18.5～24 千克/米$^2$。例如，一个体重为 52 千克、身高为 1.55 米的人，其体重指数为 52/（1.55×1.55）＝21.6 千克/米$^2$，可见其体重指数在正常范围内。

（陈焰）

## （五）新的治疗方法篇

炎症性肠病是一种由多因素相互作用所致的肠道炎症性疾病。致病因素主要包括环境、遗传、感染和免疫因素，目前病因和发病机制尚未完全明确。因为病因不明确，所以治疗非常困难，且常规治疗方法可能很难达到满意的效果。因此，人们积极研究探索新的治疗方法，并且取得了一定成效，现在为大家简要介绍。

（杨叶）

 ### 问题 53：白细胞洗涤有用吗？

白细胞洗涤是指应用白细胞或粒细胞吸附性血浆分离置换去除患者血浆中被激活的炎症细胞，达到缓解炎症的效果。炎症性肠病患者由于不适当激活的免疫炎症反应，肠道黏膜持续遭到破坏，产生了一系列严重的并发症，甚至威胁生命。这些免疫炎症反应，是由体内多种炎性细胞、炎性因子共同参与的。通过白细胞洗涤治疗，患者体内被激活的炎性细胞减少，能在一定程度上暂时减轻患者肠道炎症反应。白细胞洗涤治疗一般不作为炎症性肠病的常规治疗手段，它主要作为激素依赖或抵抗的中重度溃疡性结肠炎患者的辅助治疗。

（杨叶）

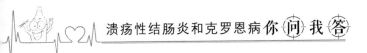

### 问题 54: 粪菌移植有用吗?

粪菌移植是把健康人粪便中的功能菌群移植到患者胃肠道内,重建具有正常功能的肠道菌群,实现对肠道及肠道外疾病的治疗。对这种治疗方法,很多人一听会大惊失色:"这不就是'吃大便'吗,这怎么能行,就算有效也不能尝试,太恶心了。"其实这有很大的误解,这里为大家简要解释下。我们的肠道里细菌种类繁多,有 400~500 种,它们和肠道相互影响、作用,构成了一个和谐的微生态系统。这个微生态系统对人体的物质代谢、生长发育、免疫防御、防癌抑癌都有重要意义。因此,维持肠道菌群的稳定就显得很有必要。很多证据表明,肠道菌群的变化在IBD 发生、发展中具有重要作用。IBD 患者的肠道菌群丰富度与正常人的相比有所下降。肠道菌群的异常定植引起的过度免疫或免疫失调将导致黏膜损伤,成为 IBD 发生的可能机制。因此,粪菌移植可作为治疗IBD 的一种方法,但同时也存在许多亟待解决的问题。在 IBD 病程的不同阶段中,健康菌群的选择标准、剂量和给药时间等各种因素对治疗效果的影响仍有待进一步观察。目前,针对粪菌移植治疗炎症性肠病还缺乏大样本、随机、双盲对照的临床试验。此外还应意识到,此方法并非对所有的炎症性肠病患者都能奏效。粪菌移植常用的方法是:将健康人的新鲜粪便用生理盐水稀释、混匀、过滤,将所获得的粪菌滤液通过鼻胃管、鼻空肠营养管、上消化道内镜、结肠镜以及保留灌肠等方法导入患者的肠道内,重建菌群系统,恢复正常的肠道微生态环境。此外,大便胶囊也研制出来了,就是将冰冻大便做成胶囊,服用后达到菌群移植的作用。

(杨叶)

 **问题55:自身免疫疗法有用吗?**

自身免疫疗法是指抽取患者自身血液进行免疫细胞分离后,将免疫细胞在体外培养、激活和扩增处理,产生高效的特异性细胞,然后回输到患者体内,从而达到抗肿瘤、免疫调节等目的。CD4$^+$CD25$^+$T 调节细胞是一类具有免疫调节作用的 T 淋巴细胞亚群,通过抑制自身反应性 T 细胞的活化与增殖以及促进某些抑制性细胞因子的分泌,在炎症性肠病的发生、发展中发挥重要的作用,为IBD的治疗开辟了新的免疫治疗途径。对目前治疗方法均无效且病情严重影响生活质量的患者,可考虑采用骨髓干细胞移植法,但其成本高且复发率较高,建议可作为最后的治疗选择。总之,用自身免疫疗法治疗IBD仍不成熟,有许多问题尚待解决,但它为我们开辟了一条新的道路。

(杨叶)

 **问题56:副结核分枝杆菌(MAP)与克罗恩病有什么关系?**

1984 年,Chiodini 等人首次在克罗恩病患者的病变组织中分离出副结核分枝杆菌（MAP）。之后，相继有研究报道从部分克罗恩病患者的肠道组织、淋巴结培养出副结核分枝杆菌。副结核分枝杆菌的存在是这些克罗恩病的显著特点，有人认为副结核分枝杆菌感染可能是克罗恩病的病因之一。针对副结核分枝杆菌进行预防性的治疗，可能是克罗恩病的一个潜在治疗发展方向。

炎症性肠病的治疗是一个长期、漫长的过程，相信会有新的治疗方案不断涌现，最终治愈该疾病的患者，造福人类。

（杨叶）

## （六）特定碳水化合物治疗篇

### ● 问题 57：用特定碳水化合物治疗炎症性肠病是否可行？

特定碳水化合物饮食（Specific carbohydrate diet，SCD）是用于治疗肠道疾病的一种饮食疗法。它通过减少复合碳水化合物的摄入，来调节肠道菌群，缓解肠道损伤，从而使肠道恢复营养吸收功能。

大家最关心的一个话题可能是"SCD 治疗对我是否会有效"。2013 年，Rush 大学的Mutlu E 博士研究组研究了SCD 与肠道菌群多样化的相关性，以及 SCD 对 IBD 患者的效果。结果显示，有些 IBD 患者在执行 SCD 之后症状得到缓解；有一小部分 IBD 患者在执行 SCD 之后肠道黏膜病变出现了显著的改善，并逐渐愈合，甚至可以减少或停止应用免疫抑制剂好几年。2014 年，Cohen SA 研究组探讨了 SCD 对儿童 CD 患者的临床症状缓解及黏膜愈合作用。结果显示，在 16 位患者中，有 9 位坚持 SCD 治疗 12 周，另外 7 位坚持了 52 周，他们的疾病活动指数明显下降，肠道黏膜也得到了显著的改善。

但是，由于在 SCD 治疗中，很多食物是不能吃的，很少有患者可以坚持下来，所以研究的样本量相对较少。不过，在 SCD 饮食疗法的论坛中，大家可以看到许多成功的例子，及许多病友分享的如何进行 SCD 的体验旅程。至于看它是否对您有效，最好的办法是尝试一下。同时，推荐大家阅读Elaine Gottschall 的著作*Breaking the Vicious Cycle*（打破恶性循环），里面详细介绍了 SCD 食谱、如何开始 SCD 以及 SCD 治疗后的相关知识。

（钟菁）

## （七）内镜治疗篇

 问题 58：什么是内镜治疗？

内镜治疗是指在胃肠镜下进行的各种消化道腔内治疗，包括内镜下止血、息肉摘除、早期肿瘤切除及支架植入术等。通过消化内镜，可以直观地看到消化道内部的情况。内镜治疗作为一种微创治疗的手段，在胃肠疾病的治疗中具有可靠、操作简便、舒适以及治愈率高的特点，现已在临床中得到广泛应用。

（吕文）

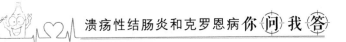

**问题 59：克罗恩病患者在哪些情况下可以进行内镜治疗？（克罗恩病内镜治疗的适应证有哪些？）**

克罗恩病是一种慢性、复发性肠道炎症性疾病，但该病本身所引起的腹痛、腹泻等症状并不能通过内镜来治疗，只有当克罗恩病导致患者出现消化道并发症（如出血、肠梗阻、肠瘘及腹腔脓肿等）时，情况才能通过内镜达到治疗或缓解症状的效果。内镜下的治疗需要内镜医生有熟练的内镜操作技术，且一旦治疗失败应及时转外科手术。目前，我国在内镜治疗方面尚处于起步阶段。

（吕文）

**问题 60：克罗恩病并发消化道出血时，如何进行内镜治疗？**

对于克罗恩病并发的消化道出血，可通过内镜（胃镜、小肠镜和肠镜）采用黏膜下硬化剂注射、组织胶注射、1∶10000 肾上腺素高渗盐水注射、射频治疗以及金属钛夹夹闭等方法进行止血治疗。

（吕文）

**问题 61：克罗恩病并发肠梗阻时，如何进行内镜治疗？**

克罗恩病并发肠梗阻的内镜治疗方法主要有球囊扩张和针刀狭窄切开两种。

（1）球囊扩张：就是将一个类似气球样的球囊放在狭窄部位，在球囊内注水后使其扩张，将狭窄的肠腔撑开，从而缓解肠梗阻症状，达到治疗目的。但是只有以纤维化为主、长度小于4厘米的良性狭窄才适合内镜下治疗；对于以炎症为主的狭窄，应该进行药物治疗；对于长度大于4厘米、恶性狭窄或者狭窄伴有瘘管、脓肿的，应该采用手术治疗。

（2）针刀狭窄切开：就是采用一个小的针刀，将增厚的肠道壁黏膜削薄，使变窄的肠腔重新恢复通畅。与球囊扩张相比，针刀狭窄切开治疗狭窄的效果更好，近期和远期复发可能性更小，但是治疗时发生出血、穿孔等并发症的风险更高。对于球囊扩张无效或者球囊扩张后仍频繁复发的狭窄，可以采用针刀狭窄切开。

克罗恩病患者并发肠道狭窄时，不宜采用内镜下支架植入术，否则容易出现支架移位。并且对于人体来说，支架是一种异物，肠道内放入支架后可能出现异物排斥反应，加重克罗恩病患者的肠道炎症。

与手术治疗狭窄一样，内镜治疗狭窄后也可能出现狭窄复发，这时可能需要再次内镜下狭窄治疗或者手术治疗。对于小部分接受过内镜狭窄治疗的克罗恩病患者来说，可能最终还是需要手术治疗，但是内镜治疗可以推迟手术治疗的时间，减少手术治疗的次数，最大限度地保留肠管。

（陈敏）

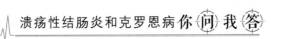

● 问题 62：克罗恩病并发瘘管时，如何进行内镜治疗？

内镜下瘘管治疗的效果不如狭窄。对于单发、较长的瘘管可以采用内镜治疗，而对于多发、较短的或者有分支的复杂瘘管应该采用手术治疗。内镜下瘘管治疗的方法主要有内镜下瘘管注射和内镜下瘘口封闭两种。

（1）内镜下瘘管注射：就是通过放入内镜孔道的一个注射针，向瘘管内注射 50% 高渗糖水、蜂蜜、纤维蛋白胶、多西环素或者干细胞，使瘘管闭合。在 50% 高渗糖水、蜂蜜等高糖环境下，细菌无法生长，有利于瘘管的愈合；注入纤维蛋白胶后，可形成纤维蛋白凝块，填塞封闭瘘管；多西环素可刺激局部炎症，引起纤维渗出，从而促进组织粘连，使瘘管闭合；瘘管干细胞注射是一种最新的治疗方法，最常用的是异体来源的间充质干细胞，干细胞能通过自我分化、自我繁殖使瘘管闭合。

（2）内镜瘘口下封闭：内镜下瘘管治疗还可以采用钛夹封闭瘘口，但是必须采用特殊的"熊爪"钛夹。因为普通钛夹能够夹住的组织少，且短时间内（在瘘管闭合前）就会脱落，不能有效地封闭瘘口；而特殊"熊爪"钛夹力量强大，能抓住的组织多且不易脱落，将瘘口及其周围肠黏膜组织用"熊爪"夹封闭后能有效地促进瘘口闭合。

（陈敏）

**问题 63：克罗恩病并发腹腔脓肿时，如何进行内镜治疗？**

对于克罗恩病所致的腹腔脓肿，位置较体表的可以通过普通 B 超进行经皮穿刺外引流；位置较深且有肠腔覆盖的则可采用超声内镜对脓肿进行定位，在肠腔内准确穿刺脓肿后放置双猪尾塑料内支架进行脓肿内引流。

（吕文）

## （八）随访和复发

 **问题 64：随访是什么？**

随访是指医院对曾在医院就诊的患者以通讯或其他方式，定期了解患者病情变化和指导患者康复的一种观察方法。简单地说，就是在诊治后，对患者继续追踪、查访。通过随访，可以方便医生对患者进行跟踪观察，从而更好地为患者服务。

随访往往从患者就诊以后不久就开始，一般每 1 个月至 1 年一次，视不同疾病的病期和治疗方法而定。在近期随访中，医生主要观察患者的治疗效果及某些反应，并根据随访情况和复查结果来调整用药；远期随访可获得某一治疗方案的长期效果、远期并发症及生存时间的情况。因此，患者及家属要重视随访，并在接到医院的信函或电话后，尽量按照医院的要求进行一系列检查或如实

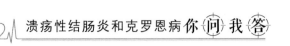

地回复目前状况。部分患者害怕随访中会查出什么或不相信治疗效果,而听之任之,拒绝随访,家属应尽量劝其及时到医院复查并治疗。因此,随访工作必须由医院、患者及家属共同配合完成。

（罗登攀）

**问题 65：对炎症性肠病患者,随访内容一般有哪些?**

炎症性肠病（包括克罗恩病和溃疡性结肠炎）是一种慢性疾病,只要积极地规范治疗,并定期密切随访,患者完全可以像普通人一样生活、学习、工作、娱乐。在炎症性肠病的活动期,随访通常会密集些,需要一两周或者每个月（根据具体病情）随访一次,抽血复查一下炎症的指标（如C反应蛋白、血沉）、肝功能的情况及白细胞水平等,以了解用药后的效果及副作用;当用药一段时间后,若病情比较稳定,则可每 3 个月随访一次。而在这些复诊中,有时候需要做一下肠镜或影像学检查（CT 或 MRI）,了解疾病恢复的情况,比如说看看肠道黏膜愈合得怎么样等等。

（郑卫华）

**问题 66：炎症性肠病是一种需要长期治疗的慢性疾病,可能会伴随您的一生,那么如何预防它的复发呢?**

预防复发最关键的是要与您的专科医师保持联系,不要随便停用维持用的药物（比如各种免疫抑制剂等）。此外,还有一些方面对预防您疾病的复发可能有帮助。

（1）戒烟。戒烟可以减少克罗恩病的复发，这是非常重要的预防措施。医师可能忘记提醒您，但是如果您是吸烟的患者，那么戒烟是您需要重视的头等大事。

（2）注意饮食。避免食用辛辣刺激的食物，如咖啡、辣椒、浓茶等，因为这些食物会加重腹泻或者腹痛。

保持适当的营养，平常可以食用各种食物，比如肉类、鱼类、家禽、水果、蔬菜及乳制品等。丰富的饮食可以让我们的身体补充丢失的营养物质，增强抵抗力，促进疾病的恢复（具体请看后面的饮食部分）。

补充益生菌。益生菌，也被称作"有益的""友好的"细菌，是肠道内的一类微生物，协助胃肠道功能。人体的消化系统中存在着约 400 种不同的益生菌，它们可以控制致病菌的生长。关键是益生菌和致病菌之间达到平衡。如果益生菌减少导致平衡失调，致病菌就会过度生长，最终引起腹泻和其他消化道症状。若这种情况发生在消化道已经受损的患者（如克罗恩病患者）身上，症状就会特别严重。不过目前还没有足够证据证实益生菌可以预防克罗恩病的复发。

（3）保持乐观的情绪，释放压力。情绪与疾病是密切相关的，情绪可以影响克罗恩病的复发。试问一下，一个每天愁眉苦脸、感叹自己不幸的人，吃不好饭，睡不好觉，他的身体状况能好吗？疾病能不复发吗？所以，我们应该保持乐观的情绪，平时多出去结交朋友，聊聊天，谈谈心，通过交流来释放压力。作为患者的家属，也

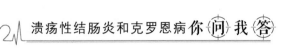

应当尽量给患者以理解、支持和鼓励。

（4）我们需要规律地作息、适当地运动、充分地休息，避免熬夜和过度劳累。

（5）遵照医嘱，坚持服药。即便在自我感觉"已经很好"的情况下，也不能随便停药。如果随便停药，极有可能导致疾病的复发和加重。坚持按时服药，即便服药的时候相当地"不适"，也要坚持。记住，这些药是用来控制症状、保持健康的。如果药物的副作用相当大，可以去医院找医生，让医生来决定是否停药或者更换其他药物。

（6）定期复诊。即使没有任何症状，我们也需要定期复查，从而评判疾病目前的状态。

（盛显仓）

### ⬤ 问题 67：患者应注意哪些方面，如何判断病情是加重还是减轻？

首先，患者需要关注大便次数和性状，如出现大便次数增多（大于 6 次/天），有明显的脓血便及腹痛，并伴有发热、疲倦、贫血、消瘦等全身症状时，多需考虑病情加重。反之，大便次数减少，1～2 次/天，无脓血便、发热、腹痛等，说明病情好转。

其次，患者需观察有无并发症的发生，如：①肠道大出血：这时会出现大量血便，伴头晕、心慌，严重者血压下降；②肠梗阻：除有腹痛、腹胀、恶心、呕吐外，还有排便、排气停止；③肠穿孔：会出现剧烈腹痛，随后出现发热、畏寒等；④中毒性巨结肠：由于结肠快速扩张，肠壁变薄,结肠缺血坏死而致急性肠穿孔;⑤癌变:病程10年以上,慢性反复发作,如出现腹痛加重、出血、贫血及血中白蛋白明显下降等情况,应注意癌变的可能;⑥肛门部病变:肛瘘、肛周脓肿等。

最后,必须提醒大家,有时候,对有些患者(尤其是小肠型的克罗恩病患者)单靠临床表现比较难以判断病情(很多患者病情已经比较严重了,但是临床表现并不明显,等出现明显不适后,疾病已经发展到了很严重的程度),因为克罗恩病常常比较隐匿,您需要结合各种化验检测甚至内镜检查才可以知道病情的发展情况。这就是专科医师这么重视内镜检查的原因,因为内镜看到的才是最客观的证据。

(郑卫华)

### 🔘 问题68:患者自己如何判断肚子痛是由梗阻引起的,还是由吃了不洁食物所致的?

患者自己来判断腹痛是肠梗阻引起的还是由吃了不洁食物所致的,是一件非常困难的事情,专业医生仅凭经验也很难做出正确的判断。腹痛是IBD最常见的症状之一,在整个病程中都会反复出现,有些时候排便后会缓解。腹痛的程度可以有很大差别,有些是隐痛,有些是阵发性绞痛。当您遇到腹痛发作与以前发作不同,腹痛持续无法缓解或进行性加重,肛门停止排气、排便等症状时,请及时与医生联系并就诊检查,以便做出明确诊断。

(沈哲)

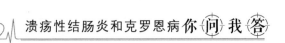

### 问题 69：炎症性肠病患者腹泻时应该怎么办？

在日常生活中，我们常常会遇到腹泻的困扰。引起腹泻的原因有多种多样，可能是受凉、进食不当导致细菌或病毒感染，以及药物相关副作用等，也可能是更严重的原因，如病情活动或加重、继发少见细菌或病毒的感染等。那么腹泻的时候我们该怎么办呢？腹泻时，需要注意以下几点：

（1）寻找腹泻的原因：仔细回想一下，是否有食用不合适的食物，或者开始使用新的治疗药物、肠内营养等？除了腹泻，有没有腹痛、发热等其他症状？您的分析有助于尽早查明病因。

（2）留取标本：排便后，请转身观察一下大便的性状，看大便中是否带血或黏液？同时留取少量粪便标本，并及时送检。

（3）及时就诊：请先就近就诊，进行一些常规检查，包括粪常

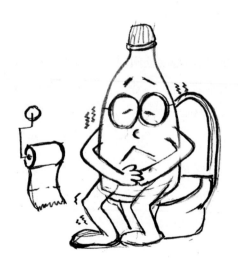

规／培养、血常规、C 反应蛋白等，并在医生的指导下用药，不要自己服用"消炎药"（抗生素）、"退烧药"（非甾体消炎药）等。

（4）专科诊治：如果症状明显或者一般治疗效果不佳，例如有腹泻次数多并伴黏液或血便、腹痛、发热等情况，请及时到 IBD 专科诊治。因为有时候 IBD 患者腹泻是由比较少见的原因引起的，比如合并特殊病毒感染，并发一些特殊细菌感染等。这种情况的腹泻必须找到病因并给予正确的治疗，才可能真正地好转。

以上是关于腹泻处理的建议。而腹泻的时候，最直接和突出的问题是容易"脱水"。身体缺水的时候，我们可能觉得口干、皮肤缺乏弹性、尿量减少等，这些信号都在提醒我们——体内"水不够了"。如果脱水严重，则可能出现血压下降、神志模糊、无尿等严重症状。因此，在腹泻早期，应该在控制原发病的同时，及时补充水分。

那么我们应该如何补充水分呢？首先，"补水"的主要原料应该是含有电解质的溶液，这些溶液可以通过口服或静脉输液进行补充，包括口服补液粉、生理盐水等；其次，补液的总量除了要满足我们每日的生理需要外，还需要根据腹泻量、是否有发热等评估身体水分额外丢失的情况，两者的总和才是我们需要补充的水量。

以上是我们"补水"的原则，由于每一位腹泻的朋友可能有着不尽相同的表现，因此我们仍然建议在医生指导下进行水分的补充和治疗。

（徐定婷）

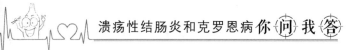

问题 70: 炎症性肠病的辅助药物有哪些?

除了我们常用到的氨基水杨酸制剂、免疫抑制剂(硫唑嘌呤)、生物制剂(英孚利昔单抗)、肠内营养和激素以外,还有一系列药物也常用于炎症性肠病的治疗。

**1. 抗生素**

部分克罗恩病患者出现肛周病变(肛周脓肿、肛瘘)、腹腔炎性包块、肠道狭窄、细菌过度生长等并发症时,往往会需要用到抗生素。目前,甲硝唑和环丙沙星是最常用于治疗克罗恩病的两种抗生素。甲硝唑已被证实可以有效降低克罗恩病患者回结肠切除术后 1 年的复发率。而在溃疡性结肠炎患者中,抗生素的疗效不是非常确切,因而应用得较少,仅发生中毒性巨结肠或者全结肠切除术后继发囊袋炎的患者可能用得到。

**2. 微生态制剂**

健康人的肠道是一个庞大而复杂的微生态系统,而细菌是主要的微生物,肠道内大约含有 $10^{14}$ 个细菌,大约有 30 属 500 种细菌定植在这里。正常情况下,菌群数量、种类与比例在不同肠段差异很大,但相对平衡。一旦这种平衡被打破,我们就称之为肠道菌群失调。肠道菌群失调可见于多种疾病,其中炎症性肠病就是非常常见的一种。一方面,目前研究发现肠道菌群失调可能参与炎症性肠病的发病;另一方面,疾病本身导致的腹泻、便秘、营养不良、精神紧张,抗生素的不合理使用及胃肠道手术等又可以进一步加重肠道菌群失调，而适当补充微生态制剂则有助于重塑肠道菌群平衡、改善症状。常用的微生态制剂主要包括益生菌、益生元、合生元。其中，益生菌是运用最广泛的一种制剂，比如酸奶、奶酪中就含有大量的对人体有益的乳酸菌，而临床常用的药物主要有双歧杆菌（如培菲康）、乳酸杆菌（如聚克）和酪酸梭菌（如米雅）等。下面就益生菌、益生元、合生元的作用与疗效做简单的解释。

益生菌指的是当我们给予足够剂量时，对人体健康有利的活的微生物。它可以被制成很多不同类型的产品，包括食物（含益生菌的酸奶、奶酪）、药物和食品添加剂，是应用最广泛的微生态制剂。目前，我国已有 22 种益生菌制剂被批准用于临床，比较常用的主要有双歧杆菌（如培菲康）、乳酸杆菌（如聚克）和酪酸梭菌（如米雅）等。

益生菌有哪些作用呢？ 益生菌的作用主要包括以下几个方面：①阻止致病菌的入侵与定植，益生菌可以通过与致病菌竞争肠道内有限的营养和黏附受体，分泌抑菌或杀菌物质来阻止致病菌和其他微生物的生长繁殖；②修复肠道黏膜的屏障功能，减少肠道内的有害细菌和毒素移位；③免疫抗炎作用；④提供营养，益生菌还具有参与维生素$B_1$、$B_2$、$B_6$、$B_{12}$ 和维生素K、烟酸、叶酸等的合成及参与蛋白质、胆汁酸以及胆固醇等代谢的作用。

那么益生菌在炎症性肠病方面的疗效如何呢？ 研究比较多的有 *E.coli* Nissle 1917、VSL#3、乳酸杆菌、双歧杆菌和酵母菌。确切证据证实，益生菌混合物 VSL#3 不仅有利于轻中度活动的溃疡性

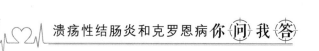

结肠炎患者的诱导和维持缓解，还有助于预防储袋炎。另有研究结果证实，大肠杆菌属 *E.coli* Nissle 1917 在溃疡性结肠炎患者中维持缓解的作用可以与标准剂量的美沙拉嗪相媲美，可以作为不能或不愿使用氨基水杨酸制剂的溃疡性结肠炎患者的另一个选择。而在克罗恩病维持缓解方面，目前还没有确切的证据证明其有效。对其他菌种在炎症性肠病方面的疗效的研究也相对较少。

益生元是一种食物成分，这类物质不易被人体小肠消化吸收，但可以给消化道内特定的微生物群提供养料，选择性地促进肠道中的有益菌生长，主要包括低聚果糖、低聚半乳糖、乳果糖、母乳低聚糖和菊糖等。它广泛存在于我们的生活中，我们常接触的饼干、谷类、巧克力、奶制品中就常含有益生元。益生元主要通过增加有益菌的数量与活性调节肠道微生物的生态平衡，从而达到抑制和改善肠道炎症、减少肠道细菌移位、维护肠道黏膜屏障、调节肠道免疫系统的作用。

合生元是指适当益生菌和益生元的合成物。目前，尚缺乏大规模的、设计严谨的临床研究来证实益生元、合生元对 IBD 患者诱导或维持缓解有效。

### 3. 改善症状类药物

（1）止泻剂

部分克罗恩病患者常常表现为频繁腹泻，严重影响了生活质量，这时候可能需要用到止泻剂。比较常见的止泻剂有洛哌丁胺（易蒙停）、地芬诺酯及盐酸可待因等。这些药物主要通过抑制肠蠕动,延长肠道内容物的滞留时间,增加肠道对水和电解质的吸收从而达到止泻的目的。其中,洛哌丁胺在克罗恩病患者中研究得较多,与安慰剂、地芬诺酯相比,它的止泻效果确切且没有明显的副作用,被认为是最适合炎症性肠病患者使用的止泻剂。不过止泻药物还是存在一定副作用的。腹泻也可能是因为存在感染等一些特殊情况,因此还是需要在医师的指导下使用。而盐酸可待因具有恶心、嗜睡、成瘾性以及撤药反应等副作用,在我国不常规应用于止泻。而对于远端回肠切除术后胆汁酸吸收不良引起的腹泻患者,考来烯胺(消胆胺)可能更适合。

但是对于溃疡性结肠炎患者,止泻剂的应用应该更为慎重,因为有可能诱发中毒性巨结肠。

(2)泻药

部分炎症性肠病患者也有便秘的苦恼,根据病情可能需要选用一些缓泻剂。泻药主要可以分为容积性泻药(如麦麸、欧车前等)、渗透性泻药(如聚乙二醇、乳果糖、硫酸镁等)和刺激性泻药(如酚酞片、比沙可啶、蓖麻油等)。

目前认为,聚乙二醇(如福松)是比较适合炎症性肠病患者使用的缓泻剂,该药的优点有效果好、无刺激作用,且不易引起电解质紊乱、腹痛和排气反应等。

容积性泻药往往是一些植物性的或者半合成的纤维素,服用时往往需要同时补充足够的液体,药物通过保留粪便中的水分,增加粪便含水量和体积,最终刺激肠道并起到通便作用。当没有足

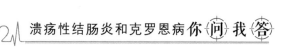

够的水分摄入时,膳食纤维将保持干燥,这样反而会引起便秘。由于 IBD 患者常存在肠道黏膜损伤、肠腔狭窄、肠管粘连等情况,需要低纤维、少渣饮食,因而容积性泻药不是非常理想。

刺激性泻药常通过诱导肠壁产生轻度的炎症反应来刺激肠动力,且部分还有潜在的致癌性,因此不推荐常规应用于炎症性肠病患者。

（3）止痛药

如果您面临疼痛不得不使用止痛药时,对乙酰氨基酚可能是一个相对安全、理想的选择。其他非甾体类消炎药（如布洛芬和双氯芬酸等）可能存在加重胃肠道症状甚至诱发疾病活动 / 复发的风险,不推荐使用。如果不得不使用非甾体类消炎药,那么小剂量的阿司匹林或者西乐葆（选择性 COX-2 抑制剂）可作为次选。而更强的止痛药——阿片类镇痛药不推荐常规应用于炎症性肠病患者的止痛治疗,如果确实需要,应当在医生的指导下合理地选择使用。活动性溃疡性结肠炎患者应避免使用非甾体类消炎药、阿片类镇痛药,以免发生中毒性巨结肠。

（4）解痉药

对于一些肠道蠕动过快、痉挛性疼痛的患者,使用选择性肠道平滑肌钙通道拮抗剂,如匹维溴铵（得舒特）、奥替溴铵等,或离子通道调节剂马来酸曲美布汀（尼为孚）可能会有帮助,这些药物均具有较好的安全性。另外,还有抗胆碱药物（如阿托品、山莨菪碱等）也有较好的减轻肠道痉挛、缓解腹痛的效果,但这类药物在溃疡性结肠炎患者中存在诱发中毒性巨结肠的风险,因而需慎用。

（5）微量元素

对于炎症性肠病尤其是小肠型克罗恩病患者,肠道蠕动过快、肠道菌群失调、胃肠道手术等情况可以引起维生素 $B_{12}$ 吸收的减少,而慢性肠道失血可以引起缺铁,因此需要根据化验结果予以补充。使用激素的患者则常常需要常规补充钙剂和维生素 D。由于服用 柳氮磺胺吡啶（SASP）会影响叶酸吸收,因此患者需要常规补充叶酸。

（6）抗抑郁药

炎症性肠病是一种慢性疾病,控制不佳往往会使病情反复,带来一系列精神、经济上的压力,严重影响患者的身心健康。而心情抑郁、压力大和精神紧张本身又是诱发疾病活动或复发的一类原因,长此以往容易形成恶性循环。因此,如果您或者您的家人因为得了炎症性肠病或病情反复而变得焦虑、抑郁、沮丧,应该及时求助于心理医生。及时的心理疏导或者适当的药物干预有助于改善症状、提高生活质量、阻断恶性循环。

（李燕）

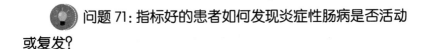

问题 71: 指标好的患者如何发现炎症性肠病是否活动或复发?

有时候您会发现,明明自己的血化验指标都正常,为什么医生还是说您处于活动期 / 复发呢? 其实,血化验指标仅仅是医生判

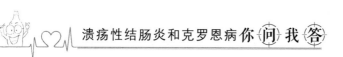

断疾病活动情况的一部分。比如,对于溃疡性结肠炎患者,医生常常会通过询问排便次数、便血的情况以及总体感受,结合肠镜下的发现来综合评价(改良Mayo评分系统),见表2-4;而对克罗恩病患者也有相应的评分系统(CDAI评分),见表2-5和表2-6。医生会根据评分系统得出一个积分,从而大致判断疾病是否处于活动期/复发。同时,医生还常常会借助CT、磁共振、胶囊内镜或者结肠镜,甚至小肠镜、腹部B超检查来观察肠腔局部病变的相应表现,以此综合判断疾病是否处于活动期。

**表2-4 评估UC活动性的改良Mayo评分系统**

| 项 目 | 0分 | 1分 | 2分 | 3分 |
|---|---|---|---|---|
| 排便次数[a] | 排便次数正常 | 比平常排便次数增加1~2次/天 | 比平常排便次数增加3~4次/天 | 比平常排便次数增加5次/天或以上 |
| 便血[b] | 未见出血 | 不到一半时间内出现便中混血 | 大部分时间内出现便中混血 | 一直存在出血 |
| 内镜发现 | 正常或无活动性病变 | 轻度病变(红斑、血管纹理减少、轻度易脆) | 中度病变(明显红斑、血管纹理缺乏、易脆、糜烂) | 重度病变(自发性出血、溃疡形成) |
| 医师总体评价[c] | 正常 | 轻度病情 | 中度病情 | 重度病情 |

注:[a]以每位受试者作为自身对照,从而评价排便次数的异常程度。[b]每日出血评分代表1天中最严重的出血情况。[c]医师总体评价包括3项标准:受试者对于腹部不适的回顾、总体幸福感以及其他表现,如体检发现和受试者表现状态。总评分≤2分且无单个分项评分>1分为临床缓解;3~5分为轻度活动;6~10分为中度活动;11~12分为重度活动。治疗有效的定义为评分相对于基线值的降幅≥30%以及≥3分,而且便血的分项评分降幅≥1分或该分项评分为0或1分。

表 2-5 简化 CDAI 计算法

| 项 目 | 0分 | 1分 | 2分 | 3分 | 4分 |
|---|---|---|---|---|---|
| 一般情况 | 良好 | 稍差 | 差 | 不良 | 极差 |
| 腹痛 | 无 | 轻 | 中 | 重 | — |
| 腹块 | 无 | 可疑 | 确定 | 伴触痛 | — |
| 腹泻 | 稀便每日每次记1分 | | | | |
| 伴随疾病[a] | 每种症状记1分 | | | | |

注:[a]伴随疾病包括关节痛、虹膜炎、结节性红斑、坏疽性脓皮病、阿弗他溃疡、裂沟、新瘘管、脓肿等。总分≤4分为缓解期;5～8分为中度活动期;≥9分为重度活动期。

表 2-6 Best CDAI 计算法

| 变 量 | 权重 |
|---|---|
| 稀便次数(1周) | 2 |
| 腹痛程度(1周总评,0～3分) | 5 |
| 一般情况(1周总评,0～4分) | 7 |
| 肠外表现与并发症(1项1分) | 20 |
| 阿片类止泻药(0～1分) | 30 |
| 腹部包块(可疑2分;肯定5分) | 10 |
| 血细胞比容降低值(正常值[a]:男0.40,女0.37) | 6 |
| 100×(1-体重/标准体重) | 1 |

注:[a]血细胞比容正常值按国人标准。总分=各项分值之和,CDAI<150分为缓解期;≥150分为活动期;150～220分为轻度;221～450分为中度;>450分为重度。

(李燕)

 问题 72: 炎症性肠病患者在什么情况下可以停药?

"什么情况下可以停药?"相信这一定是您和您的家人都非常关心的问题。原来的症状消失或者血化验指标好转就可以马上停

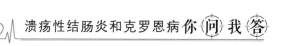
药吗？答案是否定的。

我们知道炎症性肠病是一种缓解与复发常常反复交替的慢性疾病，因而治疗也分为疾病活动期治疗与缓解期治疗。对于绝大多数患者，即使疾病活动期的病情被改善后，也常常需要继续进行缓解期的治疗。非常遗憾的是，目前国内外专家对于缓解期治疗需要维持多久还未能给出十分确切的答案。

根据现有的研究结果，国内专家建议溃疡性结肠炎患者用氨基水杨酸制剂维持治疗的疗程为3～5年，甚至更长。国外有专家提出，该药相对安全且可以降低溃疡性结肠炎患者的复发率及发生大肠癌的风险，因此除非发生了十分严重的药物副作用，否则建议长期使用。而对硫嘌呤类药物以及生物制剂维持治疗的疗程，国内还未达成共识，需要视每个患者的具体情况而定。

对于激素撤离后使用硫唑嘌呤维持缓解的克罗恩病患者，多数专家建议使用硫唑嘌呤的疗程一般不少于4年，也有专家提出不少于6年。但是否继续用药需要结合药物可能的副作用（如继发淋巴瘤）和益处，与患者共同讨论后谨慎决定，但多数研究认为使用硫唑嘌呤的益处大于发生淋巴瘤的风险。大部分患者需要终身用药。目前，国内对甲氨蝶呤的剂量和疗程还没有达成共识，国外专家推荐甲氨蝶呤维持缓解的疗程可以为1年左右，但关于更长疗程的风险与疗效，目前还没有达成共识。而对于将生物制剂用于缓解期治疗的克罗恩病患者，何时可以停药也缺乏参考资料，目前建议对使用达1年、内镜下达到黏膜愈合并且血化验指标没有活动性炎性反应表现（CRP正常）的患者可以考虑停用。氨基水杨酸制剂在克罗恩病维持缓解中的疗效尚有争议，部分研究指出它和安慰剂的效果差不多。因此，国外有专家提出不常规推荐氨基水杨酸制剂作为诱导克罗恩病缓解期的治疗药物。国外指南提出，对于激素撤离后使用氨基水杨酸制剂维持缓解有效的患者，持续使用2年左右可考虑停药。

　　总而言之，何时可以停药往往需要医生根据每个人的具体情况（如年龄、临床症状、内镜与血化验指标以及是否属于高复发风险人群）、继续维持用药的风险利弊（如可能的药物副作用：感染、肿瘤等）甚至经济情况来综合判断停药的时机。

（李燕）

## （九）手术治疗

 **问题73：为什么我需要手术？**

　　炎症性肠病主要包括克罗恩病和溃疡性结肠炎两种。克罗恩病和溃疡性结肠炎的手术目的不同。因为溃疡性结肠炎只发生在大肠，通过手术切除全部大肠可以达到治愈的目的。而克罗恩病可以发生在从口腔到肛门的整个消化道，主要靠内科药物治疗，手术不能治愈。但是，当克罗恩病出现的并发症阻碍内科治疗或危及生命时，需要手术处理，克罗恩病的手术目的不是根治而是为内科治疗扫除"障碍"。

（王金海）

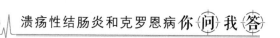

### 🔘 问题74：什么时候合适手术？

溃疡性结肠炎患者虽然可以通过手术切除全部大肠而达到根治的目的，但是该手术存在潜在的风险和意外，可出现出血、感染、性功能障碍和术后功能不良等严重并发症。因此，溃疡性结肠炎只有在内科治疗无效、影响生长发育、激素抵抗和依赖、不能耐受药物副作用、癌变或出现大出血、穿孔、中毒性巨结肠而危及生命时，才考虑手术治疗。

克罗恩病在并发脓肿、瘘管、狭窄、梗阻、穿孔、出血等严重并发症时需手术处理，但除大出血、感染性休克等紧急情况需急诊手术外，择期手术时机需由内外科医师和患者及其家属共同商讨决定。

（王金海）

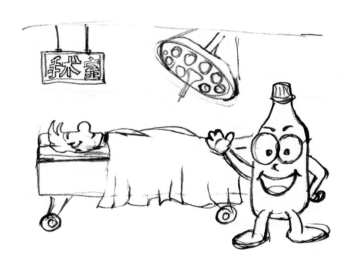

**问题 75: 手术准备需要注意什么?**

炎症性肠病患者急诊手术的手术准备主要包括术前麻醉医生会诊谈话、手术医生知情同意谈话、术前备血、手术区域皮肤准备、输血补液纠正危及生命的水电解质紊乱和出血等。择期手术患者除需上述术前准备外,尚需将营养状况、心理状态调整至最佳状态,调整术前用药情况(激素、免疫抑制剂等)以尽量减少术后并发症,做好术前肠道准备(如有肠梗阻情况,肠道准备要慢甚至提前至术前 3 天以上)。

(王金海)

 **问题 76: 医生会选用什么手术方式?**

溃疡性结肠炎患者最理想的手术方式是回肠储袋肛管吻合术,方法是切除全部大肠后,对折末端回肠并做出一个约 20cm 长的袋子,然后将袋子与肛门接起来,这样既切除了病灶又保留了肛门。但是在急诊的情况下只能先做肠造口术(切除或不切除病变肠管),然后等情况好转后二期再做回肠储袋肛管吻合术。医生会根据克罗恩病患者的不同病情选择不同的手术方式:对脓肿,一般采取引流术;对出血、梗阻、狭窄、穿孔、肠瘘等,会采取病变肠管切除术,根据患者一般情况及激素使用情况,决定是否行一期肠管吻合或造口术;对多处狭窄,也可以考虑狭窄成形术;对特殊部位炎症,可能选用病变旷置手术。

(王金海)

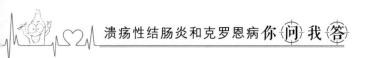

## 问题 77：怎么判断是"开大刀"手术，还是腹腔镜手术？

开腹手术（患者常称"开大刀"手术）还是腹腔镜手术要结合患者一般情况、心肺功能、腹部手术史、腹腔粘连严重程度、病变范围大小及复杂程度、患者及家属的意愿等多方面综合考虑。对一般情况及心肺功能差、有腹部手术史、腹腔粘连严重、病变范围广泛且复杂的患者，无法行腹腔镜手术，只能选择开腹手术。

（王金海）

## 问题 78：患了克罗恩病，又患"痔疮"，怎么办？

首先要放松心情！

接下来要区分到底是"痔"还是"皮赘"。克罗恩病患者更常见的是肛门周围出现皮赘，有时与痔难于区分，因此应找医生仔细检查，分清楚是"痔"还是"皮赘"。

皮赘的大小、形状、性质各异。有些比较大，伴有水肿，质硬，呈紫色；有些像"大象耳朵"，扁平，基底较宽或者窄，质软，不痛。大的皮赘常常是肛瘘或肛裂痊愈后遗留下的病变。痔是扩张的血管团，因此一般情况下是质软、无痛的。痔常无特殊不适，但克罗恩病活动时可变硬，伴有疼痛；克罗恩病引起严重腹泻时，可引起相应症状，如出血。

如果确定是"痔"，那么治疗方法包括坐浴、局部用药以及控制腹泻。由于手术切除常常可能导致伤口不愈合、感染、肛门狭窄、肛门括约肌损伤，一般应避免外剥内扎、套扎等痔手术。在无任何肛门直肠克罗恩病的情况下，对经过慎重选择的患者也可进行手术切除或套扎。

（练磊）

### 问题 79：溃疡性结肠炎需要手术，我又有部分结肠是正常的，能不能只切除有病变的肠管呢？

这是个很常见的问题。一般来说，溃疡性结肠炎如果需要手术，就需要切掉全部的结肠和直肠（直肠留 2cm 作吻合）。

原因如下：

第一，肠管看上去"正常"，其实可能只是内镜下没有明显的红肿、溃疡等表现，显微镜下可能也存在一定程度的炎症。

第二，因为上述原因，保留下来的"正常肠管"很快就会复发溃疡性结肠炎。

第三，肠管切除后，要把肠子接起来，两边的肠子如果都不健康，很容易出现术后并发症。

第四，保留下来的肠管没有很显著的生理功能，也就是说，用处不大；大便次数也会比较多，与切掉全部结肠后做回肠储袋的大便次数差不多。

基于上述理由，溃疡性结肠炎如果需要手术，需要切掉全部的结肠和直肠，如果肛门括约肌功能足够，应该做回肠储袋肛管吻合术。这是目前的金标准手术。虽然手术难度大，但是手术后实现了

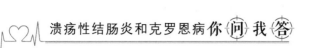

以下几个目的：①溃疡性结肠炎算是治愈了；②癌变的风险降到了最低；③排便功能、吸收功能得到了最大限度的保留；④大部分患者不用再服药、不需要反复住院检查和治疗了，因此降低了医疗费用。

（练磊）

### 问题80：患了克罗恩病，又患"肛裂"，怎么办？

克罗恩病患者的肛裂分为两种类型，也需要区分，治疗上也不太一样。第一种是原发性肛裂，也就是与克罗恩病没有关系的肛裂，具有一般肛裂的典型特征：溃疡表浅、位于正中线、从齿状线下延伸至肛管外缘。通常以下治疗对其有效，如坐浴、麻醉药、激素软膏和控制腹泻。原发性肛裂在克罗恩病患者中很少见。第二种是克罗恩病引起的肛裂，特点是溃疡深而宽，并且有时多发，常位于侧位（不在前正中位或者后正中位），远离正中线并且常伴随其他肛周疾病。尽管这些肛裂病变看似严重，但一般不引起症状或症状轻微，多数克罗恩病引起的肛裂可自愈。

如有肛周活动性克罗恩病，可口服甲硝唑、5-氨基水杨酸灌肠或使用肛门栓剂，还可考虑使用免疫抑制剂。如肛裂引起疼痛，应注意有无脓肿或瘘管形成。如肛裂不愈合且症状持续，需排除直肠炎的可能。

对克罗恩病引起的肛裂病例，不应施行肛裂切除术。经内科治疗不愈合的肛裂，如无合并直肠炎，大部分可经内括约肌侧切术治愈。如不进行内括约肌切开，最终可能形成脓肿或肛瘘。如同时存在直肠炎,应避免手术。有极少部分的克罗恩病患者会出现一种特殊类型的肛管溃疡,溃疡面宽大而且呈穿透性,可累及大部分肛管,甚至呈环状,常规的局部治疗对其无效,这些患者最终常常需要切除直肠,并行粪便转流手术。

（练磊）

### ⚫ 问题81：什么是瘘？瘘都有哪些类型？一般有什么表现？怎么检查是否有瘘？怎么处理？

瘘常见于克罗恩病,是由于炎症穿透肠壁侵及皮肤及周围组织脏器形成的。瘘通常分为内瘘和外瘘两类,外瘘包括肛瘘和肠-皮肤瘘;内瘘则包括肠-肠瘘、肠-膀胱瘘、肠-尿道瘘、肠-子宫瘘、肠-阴道瘘等。外瘘引流通常表现为局部硬块及异常分泌物;内瘘常有低热、腹痛、阴道排出粪便、尿液里有粪便或者伴有不全梗阻表现。影像学检查(如 CT、MRI 和造影)可以明确各种瘘管。瘘属于炎症慢性期,在控制克罗恩病活动和抗感染治疗后考虑手术处理,手术方式需根据不同类型的瘘采取相应的手术方式。

（王金海）

### ⚫ 问题82：炎症性肠病女性患者手术会对生育有影响吗？男性呢？

盆腔的手术会造成女性生殖系统粘连,造成受孕概率下降甚至不孕。对于男性,盆腔手术可能损伤盆腔自主神经,造成阳痿、射精障碍等而继发不孕。不过,不是每个患者都会出现这种情况,只有少数患者会出现。腹腔手术则不会有上述影响。因此,请您不要过度担心,控制疾病是最重要的事情。

(王金海)

### ⬤ 问题83:什么是择期手术和急诊手术?

炎症性肠病患者的手术依据紧迫性可简单地分为择期手术和急诊手术。择期手术是指在一段不太长的时间内,手术的迟早不会影响治疗效果,容许术前充分准备,达到一定的标准条件,再选择最有利的时机施行手术。对于 IBD 患者来说,择期手术术前准备期间,患者可以改善营养状况,控制好血压、血糖,调整好心理状态等,使手术获得更佳的治疗效果;外科医师也可以在手术前与患者进行充分的沟通交流,并设计最佳的手术方案。但有时候,疾病不会友善地等我们做好准备,比如有些患者会突然出现严重的肠梗阻、肠穿孔,甚至合并腹膜炎等情况。此时,时间就是生命。患者的生命时刻受到威胁,只有立即施行有效的手术,解除梗阻或控制腹腔感染,才能挽救患者,这时就需要急诊手术。此时的手术是为了挽救患者生命而紧急施行的,术前没有充分的准备时间(往往只有几个小时),因此治疗效果不如择期手术,风险亦较大。

(郑毅雄)

### 🔵 问题 84：肠梗阻时，是不是一定要马上手术？有没有其他的保守治疗方法？

炎症性肠病的病灶引起肠道炎症、水肿和痉挛，容易导致肠内容物通过受阻，即发生肠梗阻。肠梗阻发生后可立即通过禁食、留置胃管及使用抑制肠液分泌的药物等非手术治疗的方法控制病情的进展。少数患者肠梗阻出现突然，并且短时间内病情迅速加重，这种情况极易导致肠坏死，往往需要急诊手术来解除梗阻。如前所述，急诊手术的风险较大，对 IBD 的治疗效果也不理想，因此，近几年一些有经验的医疗机构尝试采用微创方法来给肠道减压或疏通肠道，使患者症状缓解。

经鼻肠梗阻导管置入术是指在胃镜或 X 线引导下放置 3 米长的胃肠减压管，导管进入肠道后，随着肠蠕动和重力作用，自动下行至梗阻部位（见图 2-1）。在下行过程中，通过导管侧孔不断地将蓄积在

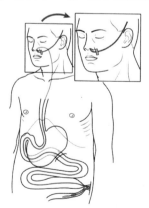
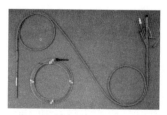

图 2-1　肠梗阻导管和放置示意图

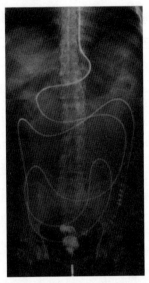

图 2-2　肠梗阻导管下行穿过狭窄肠管并从肛门排出,整个
　　　　胃肠道通畅的 X 线表现

肠道里的气体和液体吸出,起到给肠道减压的效果,这样可以使肠道炎症减轻、水肿消退、痉挛解除,从而提高恢复肠道通畅的概率(见图2-2)。此外,对部分结肠狭窄的患者,可以行肠镜下狭窄扩张术,该方法较安全,创伤较小,但不是所有的患者都能获得满意的效果。

(郑毅雄)

**问题 85:什么是包块? 包块危险吗? 包块一般如何处理? 有包块是不是一定要手术? 有没有办法可以不手术?**

　　腹部包块有炎性包块、梗阻性包块、狭窄性包块和肿瘤性包块。腹部包块常见于克罗恩病,由于克罗恩病是透壁性炎症,早期可引起肠壁增厚,进而导致肠腔狭窄、梗阻或穿透肠壁甚至侵及周围组织脏器形成瘘管。如果炎症穿透肠壁在局部形成脓肿或波及周围组织器官,则会在局部形成隆起肿块,从皮肤表面可触及包块。包块提示炎症活动,可伴有发热、疼痛等不适症状,常需要抗感染治疗或者外科手术处理。

炎性肠病的炎性包块多因腹腔脓肿所致,合并脓肿时应先行脓肿引流,脓肿消散后 69% 的患者不再需要手术治疗。脓肿引流的首选方式是经皮脓肿穿刺引流(而不是切除穿孔肠管),脓肿引流后,部分肠管穿透性病灶可以愈合,从而降低了肠切除的可能性,即使需要将穿透性溃疡病灶切除,手术风险也明显下降了。

如果是狭窄或梗阻所致的腹部包块,目前应首选内镜狭窄扩张治疗。对于内镜可及的小肠或结直肠狭窄,如果狭窄肠管长度 < 4cm,应首先考虑内镜下狭窄扩张,而不是手术切除。对于可能有短肠综合征或者小肠多处狭窄的患者,行狭窄成形术。肠道梗阻分为完全性梗阻与不完全性梗阻。如果是不完全性梗阻所致的腹部包块,可先予以肠道营养支持,待肠梗阻恢复,可先不予以手术治疗。如果是完全性梗阻所致的腹部包块,术前要评估患者的状况:如果患者有贫血、低蛋白血症,术中应造瘘;如果患者营养情况好,可术中直接吻合。如果炎性肠病腹部包块合并有消瘦、贫血,应考虑肿瘤所致,需手术治疗。

(徐利,王金海)

### 问题 86: 术后康复要注意什么? 术后多久可以下地行走?

术后体位应采取上半身抬高 30°～45° 的半卧位,以促进呼吸和循环功能的恢复,有利于腹部切口减压。术后待患者麻醉消退,可指导患者进行床上活动及功能锻炼,包括四肢主动运动和协助床上翻身、深呼吸运动、提肛运动,以促使机体各器官尽早恢复正常功能。术后早期应给予少量饮水。水是饮食中最温和的机械刺激,可通过神经反射或胃壁内神经丛,使胃蠕动增强、胃内压升高、促进胃排空。早期进行肠内营养支持预防吻合口瘘的发生,当有肠鸣音或流质饮食耐受良好时,可逐渐过渡到半流质、软食、普食,指导患者合理进食,养成良好的饮食习惯。遵循进食规律,食物易消化,少量多餐,且要细嚼慢咽。对于存在营养不良的患者,出院回家后仍可以继续口服辅助营养品。术后第二天下床活动有利于促进肌肉的合成代谢,避免长期卧床引起肌肉萎缩,并且有利于减少血栓形成、肺部感染等并发症的发生。

(徐利)

### 问题 87: 造口护理有什么注意事项?

(1)饮食:如果是乙状结肠、降结肠造口,饮食上注意避免食用不洁食物,且食物不宜过热、过冷,忌辛辣刺激,以免引起腹泻。饮食要定时定量,避免暴饮暴食。食物以豆腐、鱼、蛋为主,另加菜汤果汁,保持大便通畅。某些食物,如洋葱、蒜、干豆、碳酸饮料等会增加胀气,应避免食用。升结肠造口饮食上选择低纤维食物,多饮水。

(2)皮肤护理:造口周围的皮肤护理,首先,要选择自己皮肤不过敏的造口袋;其次,在更换造口袋时,动作一定要轻柔缓慢,切忌用力过猛或动作太快;然后,用湿棉球或纱布沾少许中性清洁剂(千万不能用刺激性强的清洁剂,如碱性肥皂),由内及外轻擦造口周围皮肤,再以清水棉球或纱布将其洗净;最后,用柔软的布或者纸巾将皮肤彻底擦干。

(3)造口出血的护理:造口表面有很多毛细血管,倘若在清洁的常规工作中用力过度,一不小心会令毛细血管受损,而引致轻微出血。这时应避免刺激造口,而用清洁湿纸巾盖住造口,并用手指头轻按一会儿,这样出血便会停止。下次清洗时,只要小心一点、轻一点,这个情况便可避免。如果是造口内部出血,应及时找医生检查。

(4)造口袋白色小粒处理:您有时可能发现在造口袋中有白色的小粒,甚至在更换造口袋时,也可能有这类结晶体聚集在造口周围没有受保护的皮肤上。 这主要是因为饮水不足所致的。而这些白色的小粒多是碱性的结晶体,所以只要用一些酸性的溶液(例如稀释的白醋)就可以很容易地将这些白色的小粒去掉。最简单的护理方式就是拿消毒棉球擦拭,比较奢侈的方式是用皮肤保护膜擦拭。当然最佳的预防方法是多喝水,一天最少也要喝2000毫升水。

(5)穿衣:有造口的患者,衣服要宽松,避免压迫造口,避免腰

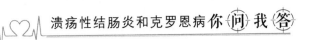
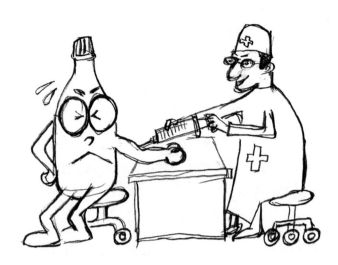

带勒牢造口。

（6）住行：家中备齐造口护理用品；沐浴时，可贴袋或不贴袋淋浴；睡眠时，避免压迫造口；定期扩张造口；避免经常举重物或剧烈运动。

（7）活动：如常工作，如常社交；避免增加腹压的活动，如提重物及剧烈的运动；旅行时，备足造口用品。

（徐利）

 问题88：病变累及肛门导致肛门狭窄，如何扩肛？

克罗恩病在很多时候会累及肛门及直肠，导致肛门直肠狭窄。肛门直肠狭窄是指肛门、肛管及直肠由于外伤、炎症或先天性的发育缺陷引起的缩小、变窄,肠内容物通过受阻。患者会出现大便变细、排粪困难、肛门疼痛或腹胀等表现。 对于肛门直肠狭窄的患者,医生会采取扩肛的方法进行治疗。 克罗恩病导致的肛门直肠狭窄还有其特殊性,其狭窄是炎症所致,组织比较脆弱,不宜粗暴扩肛,应采用适当的方法解决问题。常用的扩肛方法有以下几种。

(1)气囊扩张法:适用于直肠的环形狭窄。该方法容易掌握、疗效好,但需要医生借助器械,通过纤维或电子结肠镜看见狭窄的腔后,从内镜的活检管道插入气囊控制器,然后向气囊内充气,气囊膨大并扩张狭窄的肠管,扩张持续 10～15 分钟。

(2)手指及金属器械扩张法:适用于肛管及直肠远端的扩张。此法简便易行。但操作要轻柔,避免粗暴扩张,以防穿孔及肛管撕裂。扩张时间同前。

(3)理疗:局部电疗、热疗等可使瘢痕软化,使狭窄处扩张。

(邓德昌)

 问题 89:病变累及肛门导致肛门狭窄,如何灌肠?

炎症性肠病,尤其是溃疡性结肠炎,常常累及直肠,或者单独为直肠病变,这时需要对病变进行局部治疗,医生会建议患者采取灌肠治疗。在住院期间,护士会根据需要,采用灌肠桶装置或灌肠针管抽取药液,并缓缓注入患者直肠内。更多的时候,需要患者和家属在家中自己操作灌肠,进行局部治疗。方法如下:准备好灌肠针筒、灌肠液以及肛管、润滑油膏、卫生纸等用品。先将灌肠液适当加温至 37℃ 左右,用灌肠针筒抽取灌肠液后连接肛管并夹紧肛管,防止药液从肛管开口处溢出。患者取左侧卧位,双膝屈曲,露出臀部,可在床上垫隔尿垫、产垫或卫生纸。将肛管头端涂上润滑油膏后,轻轻插入肛门至直肠(大约 3～5cm 即可,不必插入过深,以防直肠穿孔),松开肛管夹子,将针筒药液缓慢注入。患者应该可以感觉到液体进入直肠。如灌入受阻,可稍移动肛管;有便意时,停止注入灌肠液,并深呼吸。液体注完后,轻柔地拔出肛管,擦净肛门。

无论是住院期间护士帮助灌肠,还是患者自己灌肠,灌肠后均应平卧休息,并进行体位引流,即患者适当翻身、改变体位,使灌肠液与更多肠壁接触,并流向上方至乙状结肠,甚至更高的部位。方法是灌肠后,先平卧 5 分钟,然后左侧卧位 5 分钟,再胸膝卧位 5 分钟,再平卧位休息。保留灌肠液 2 小时以上,能保留 6 小时以上则更佳。灌肠药量以 100～150 毫升为宜,如高位病变,可增加药量至 200 毫升。

(邓德昌)

### 问题 90:哪些药物可以用于炎症性肠病灌肠?

炎症性肠病的灌肠液有好多种,一般根据医嘱选用。 常用的有美沙拉嗪溶液、0.5% 甲硝唑液、生理盐水、中药、2% 小檗碱、0.5%～1% 新霉素、其他抗生素溶液及糖皮质激素溶液等。

(邓德昌)

**问题 91: 炎症性肠病患者如何使用肛门栓剂呢?**

如上所说,许多炎症性肠病患者伴有肛门直肠病变,需要治疗。除灌肠以外,肛门栓剂(简称肛栓)对直肠肛门部位的病变有较好、较直接的作用,经常被医生和患者选用。那么如何使用肛栓呢?

患者可取侧卧位,放松肛门,一手牵开臀部肌肉以扩大肛门,另一手用戴有指套的示指(食指)顶住栓剂(栓剂头端涂上一些油膏,如凡士林、红霉素软膏等)的底部,将栓剂顺势从肛门口塞入肛内,动作要轻柔,栓剂进入肛门后,可配合轻轻收缩肛门,将栓剂进一步纳入,避免粗暴操作。栓剂包装内通常配有指套可供选用。使用栓剂前注意先清洁肛门。

(邓德昌)

 **问题 92: 用于炎症性肠病的肛门栓剂有哪些呢?**

用于炎症性肠病的肛栓包括以下几种。

(1)复方角菜酸酯栓:对疼痛、瘙痒、肿胀和出血均有一定的作用,能直接附于直肠表面,具有保护局部黏膜的功效。

(2)美沙拉嗪栓:是溃疡性结肠炎、克罗恩病常见的局部用药。

(3)甲硝唑栓:大量使用经黏膜吸收后,也可产生与全身用药相似的药理作用,可用于抗厌氧菌感染。

(4)醋酸氯己定栓:具有广谱杀菌、抑菌作用。

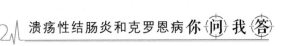

（5）肛泰栓、马应龙痔疮栓等：在合并痔疮、肛裂等肛门疾病时使用。

（邓德昌）

 **问题93：炎症性肠病患者如何坐浴呢？**

坐浴是清洁肛门,促进创面愈合,防止感染,促进肛门、直肠和盆腔血液循环的有效方法。坐浴前要先清洁肛门,可以用较柔软的小毛巾浸湿后轻柔擦去肛门部位的粪便及污物,也可用清水直接清洗肛门。坐浴时要将肛门放松,两侧臀部不要夹紧,使肛门及肛周皮肤与坐浴液充分接触。坐浴的温度以稍高于体温为宜。坐浴时间有15～20分钟即可。妇女在月经期和孕期应当避免坐浴。

（居海红）

 **问题94：炎症性肠病患者用于坐浴的药物有哪些呢？**

一般可以用于坐浴的药物有以下几种。

（1）1∶5000～1∶10000的高锰酸钾溶液,有一定的消毒灭菌作用。

（2）在1000毫升温水中加入约9克食盐,搅拌溶解后坐浴。水肿较重时,食盐用量可稍增加。这是民间的传统方法,有一定的清洁、杀菌及消肿作用。

（3）中药汤剂,根据患者病情,辨证论治。一般用清热解毒、活血化瘀的中草药煎汤后坐浴。如：生大黄60克,玄明粉120克,马齿苋 24 克,炒苍术 24 克,红藤 30 克,水蛭 4 克,黄柏 24 克,蛇床子 30 克。如存在肛门瘙痒,肛门湿疹,则可用:生大黄 60 克,玄明粉 120 克,马齿苋 24 克,炒苍术 24 克,苦参 30 克,地肤子 30 克,黄柏 24 克,蛇床子 30 克,白鲜皮 30 克,百部 30 克,五倍子 20 克。

（4）中成药,如痔科金玄洗剂等。

（居海红）

 **问题 95:如果得了肛周疾病,如何进行护理呢?**

在炎症性肠病患者中,最终大约 1/3 的克罗恩病患者会合并肛周疾病,包括肛瘘、肛裂、肛窦炎、肛周脓肿、肛门直肠狭窄等,如何对肛周疾病进行护理就显得很重要。

（1）心理护理。由于炎症性肠病本身经久难愈,再加上合并肛周疾病,导致有些病痛隐晦难言,患者常常心理压力很大,忧心忡忡,最终影响疾病的康复。因此,家属首先应给予理解、配合以及一定的心理疏导,排除其心理顾虑,使其树立战胜疾病的信心。

（2）保持肛周干洁。如肛周有较多的分泌物,应及时清除,适当地清洗肛门,也勿过于频繁地清洗,以免造成局部皮损。不要专门地、频繁地使用沐浴露、清肤液和肥皂,而把自身具有防御、保护作用的皮肤油脂清理掉,进而造成新的病变。

（3）肛门病变患者有时需要自己学会换药。熟悉各类消毒药液的作用和用途,学会皮肤消毒、更换辅料,也可选择简单易用的特殊敷料,如藻酸钙、银制剂。

（4）患者的贴身内衣、内裤要宽松，做到勤换洗。宜选用棉质衣裤（透气、吸水，没有过敏性）。不宜穿化纤、氨纶类的紧身内衣和内裤。

（5）适当地做肛门会阴理疗。有条件的可给予红外线照射、红光照射、电磁波治疗。在家可借助电吹风、暖风器等仪器的帮助保持肛周局部干燥。

（邓德昌）

# 第二章
# 中西医结合治疗

## 🔵 问题 96：能否采用中医中药治疗炎症性肠病？

也许您会问，虽然糖皮质激素、免疫抑制剂、生物制剂等能缓解和控制炎症性肠病的病情，但是由于本病病程长、恢复慢，这些药物需长期甚至终生使用，而这可能产生激素依赖、骨髓抑制、肝肾功能损害，长期使用硫唑嘌呤还可能发生淋巴瘤，鉴于这些，我们是否可以采用中医中药进行治疗？

答案当然是可以的。中医中药的治疗需辨别疾病虚、实、寒、热，分型治之，随症加减，可协同提高药物疗效、减轻药物副作用、减少复发、控制并发症。活动期以邪实为主，治以祛邪，辅以补虚；缓解期以本虚为主，治以补虚，调和阴阳。克罗恩病的常用方有乌梅丸等，溃疡性结肠炎则常用葛根芩连汤、白头翁汤等。这些中药在临床上有一定的疗效。

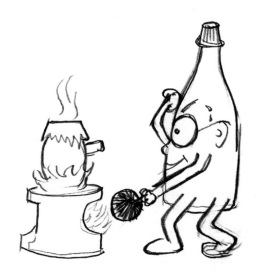

　　中药灌肠，一方面可使药物直接作用于肠壁，充分接触病灶，提高病变部位的血药浓度，使药物迅速吸收，充分发挥药物的局部治疗作用；另一方面，药物经结直肠吸收后，大部分可绕过肝脏的首过效应进入体循环，避免或减少消化液、消化酶等对药物的影响和破坏，减轻药物对胃肠道的刺激，减少副作用，较西药治疗存在一定优势。除中药内服与保留灌肠外，尚有针灸、推拿等中医特色疗法，同时配合食疗，对本病的治疗也具有一定作用。

　　但目前中医中药的治疗尚无大样本、多中心对照研究，对中药的治疗机制也不甚明确，况且在中药治疗中仍有可能用到如雷公藤之类的免疫抑制剂，其副作用与硫唑嘌呤等免疫抑制剂类似，临床运用时需密切监测血象、肝肾功能变化。正因如此，目前不建议完全停用西药治疗，可在西医治疗的基础上，联合中医中药治疗，密切随访,适时加减药物。

(范一宏,姚芳)

**问题97:炎症性肠病患者进行理疗,可行吗?锻炼、按摩、针灸、艾灸、泡脚等又有何利与弊?**

炎症性肠病患者可以通过选择适当的理疗、调整生活方式等方法改善症状,但不能替代常规治疗。患者可以在常规治疗的基础上选择合适的理疗来改善症状,维持缓解,减少复发,防止并发症,提高生活质量。

锻炼、按摩、针灸、艾灸、泡脚等方式各有利弊。针灸治疗,可根据中医辨证论治,选取相应的穴位刺激,如脾俞、天枢、足三里、大肠俞、气海、关元、太冲、肺俞、神阙、上巨虚、阴陵泉、中脘、丰隆等穴位,可改善患者临床症状。有研究显示,针灸可通过调节免疫、内分泌等来治疗胃肠道疾病。根据人体体质差异还可配合艾灸、温针灸等疗法。但是,针灸、艾灸等方法不能替代系统、常规的西药治疗,只能起到辅助作用。如果完全放弃西药治疗,那就相当于"捡了芝麻丢了西瓜",反而会使疾病"雪上加霜"。当然,针灸、艾灸等方法的效果具有个体差异性,对敏感的个体效果好,对不敏感的个体也许效果就一般,所以选择适合自己的治疗方法才是最重要的。锻炼、按摩、泡脚等方式也可以在一定程度上增强体质,改善营养,提高生活质量。

(范一宏,陈芳)

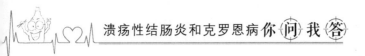

### 问题 98：中医能治愈炎症性肠病吗？

近年来，炎症性肠病在国内的发病率日趋增加，这是多种因素造成的，除环境、遗传、感染、免疫等因素外，医疗诊断水平的提高也是一个重要因素。但很可惜的是，目前的医疗水平仍无法彻底治愈该病。所以很多人问中医能不能治愈炎症性肠病，回答只能是"不能"。为什么呢？

首先，我们要明确什么是治愈。一般人认为只要没有临床症状（比如腹痛、腹泻、黏液血便等），就是治愈了。这显然是不对的，我们绝不能被表面现象所迷惑。临床症状的缓解固然重要，但实验室指标的恢复以及肠镜下黏膜的愈合才是真正意义上的缓解，即便如此，我们也只能称其为缓解，因为目前该病没法治愈。只有在停药后永远不复发才可以称作治愈。从这点上来看，西医是绝对没法治愈炎症性肠病的，只能通过治疗维持一种缓解状态，尽可能延迟手术时间。那中医行不行呢？前面已经给过明确的答案了——"不行"！

炎症性肠病发病与遗传因素相关，从中医角度说就是与体质相关。某些特殊体质的人容易受外界环境因素的影响。中医可以调整疾病过程中的阴阳失衡状态，却不能改变体质。从这个意义上说，中医也不能治愈炎症性肠病，但可以调整疾病过程中的阴阳失衡状态，使患者的症状得到改善。也就是说，中医也是治疗炎症性肠病的一个重要手段，但目前仍然是辅助手段，西医治疗才是主要手段。中医在改善症状以及减轻西药副作用方面起着很重要的作用。很多患者可能寻求过或正在接受中医治疗。部分患者因症状消失了或大部分缓解了，就以为自己的病被治好了，不再接受任何治疗。然而，一旦停药，疾病就复发了，甚至比之前更严重。这些患者往往只是症状消失，体内的炎症并没有被完全清除，肠道黏膜也没有完全修复；或者疾病确实缓解了，但由于外界环境因素在不断侵犯人体，因此治疗停止后炎症又会逐渐加重，加重到一定程度，疾病就又暴发了。易感体质可能没法彻底改变，但中医在调节免疫方面也有一定的作用。中医讲究急则治其标，缓则治其本。通俗地来说，就是在疾病发作、症状明显的时候以去除症状为主，在疾病缓解、症状消失后以治疗病根为主。目前来说，炎症性肠病的病因并不清楚，治病要求因，原因不明如何治愈疾病呢？所以从这点来说，中医也没法治愈炎症性肠病。但炎症性肠病发病与免疫功能关系密切是肯定的。通过中医药调节免疫功能可以在一定程度上抑制环境因素诱导的免疫反应，减少疾病的发作次数以及减轻疾病的严重程度。

　　总的来说，炎症性肠病应该以西医治疗为主，以中医治疗为辅，中西医结合并重，维持长期缓解。

（范一宏，张璐）

# 第三章
# 癌变问题

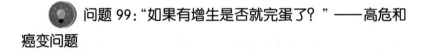 问题 99："如果有增生是否就完蛋了？"——高危和癌变问题

　　增生是指某种或某些细胞通过分裂繁殖而数目增多的现象，它分为生理性增生和病理性增生两种。生理性增生又分两种，一种是因适应生理需要而发生的增生，如怀孕时子宫壁平滑肌细胞的增生和肥大；另一种是当人体组织遭到损害后，其余部分的代偿性增生，如肝部分切除后的再生等。生理学增生一般不超过正常限度。病理性增生由病理原因引起，根据病因不同又可以分为炎症性增生和肿瘤性增生。炎症性增生是指因炎症引起实质和（或）间质细胞的增生，也可称为再生，其本身具有促进组织修复和限制炎症扩散的作用。炎症性肠病患者因肠道有不同程度的炎症和溃疡，所以溃疡周围的肠黏膜上皮和间质总存在一定的增生，有时增

生过长就形成了我们所说的炎性息肉；除此以外，肠壁内的神经、纤维和脂肪也可以出现增生。当炎症缓解和愈合后，这些炎性息肉就会随之消失。但是若溃疡性结肠炎或克罗恩病的病变长期存在或反复发作，有部分患者就会出现一种肿瘤性增生，我们称之为异型增生，它是指正常上皮细胞被局限于基底膜内，为侵犯固有层的确定性瘤变上皮所替代。这种增生是癌前病变，不治疗这些病变就有可能进展为癌，而且往往是腺癌。这种异型增生的发生与否与病变范围、炎症程度、病程长短、患者初始发病年龄、有无合并原发性硬化性胆管炎（PSC）及有无癌症家族史等密切相关，它可发生于结肠的任何部位，但常与肿瘤的部位并行，可孤立存在，也可多发，罕见弥散分布。

根据大体表现，炎症性肠病的异型增生又分为三种形态：扁平型、隆起型（又称异型增生相关性病变或肿块，Dysplasia-associated lesion or mass，DALM）和伴发的腺瘤。扁平型在内镜下不容易被发现，需要在病理显微镜下确诊，相对容易漏诊；而后两者因呈息肉状易被发现。溃疡性结肠炎伴发的散发性腺瘤较常见，可做息肉摘除术。DALM因与癌密切相关（其中65%的DALM患者有癌灶存在），是结肠切除术的手术指征。因此，两者的鉴别很重要。异型增生根据细胞的异型程度又分为三级（轻度、中度和重度异型增生）或两级（低级别和高级别上皮内瘤变）。

在国际上还有一个"维也纳分类系统"，它将炎症性肠病的异型增生分为5种类型，即异型增生阴性、不确定异型增生、低度异型

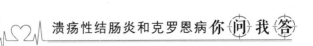

增生、高度异型增生和浸润性瘤变。异型增生阴性指的就是炎症性增生或再生性修复，往往见于急性活动期的患者；不确定异型增生是指黏膜改变超过通常活动性结肠炎所见，但仍不足以诊断为确定异型增生的，形态上表现为有明显绒毛状、乳头状结构，是胞核一致性增生；低（轻）度异型增生和高（重）度异型增生则按核占细胞的比例和有无结构的改变等来区分；浸润性瘤变即为癌。

从慢性炎症到异型增生再到癌通常是一个长期的过程，对低（轻）度异型增生及之前的病变只要正确、规范地治疗，控制炎症，都可以发生逆转或消退。因此，我们患者不需要对此过于担忧。但是当肠道出现扁平型异型增生或 DALM，尤其是重度异型增生或高级别上皮内瘤变的病灶时，需要引起大家的重视，因为这些病变有时可以很快地进展为癌。

总之，考虑到异型增生和癌的密切关系，及一部分患者病程较长、病变容易反复等因素，我们除了要进行规范的药物治疗外，还必须定期进行肠镜检查和活检，一旦发现合并异型增生就必须严格随访甚至手术治疗，尽可能在异型增生进展为肠癌之前进行干预和治疗，从而有效地保证患者的生存时间和生活质量。

（李君）

### 问题 100：如何检测癌变？

这几年，中国炎症性肠病发病率较以前有所增加，但到目前为止，癌变的患者相对西方国家还是少的。一般来说，溃疡性结肠炎累及的范围越广、病情越重、病程越长,癌变的概率也就越高。有文献报道,慢性溃疡性结肠炎的癌变率为 3%~5%,并且随病变范围的扩大及病程的增加而递增。全结肠炎病程在 10 年以上者的癌变率是对照组的 20~30 倍。病程在 10 年以上者,病程每增加一年,癌变率增加 1%~2%。克罗恩病与消化道癌肿的发生也有一定的相关性。据统计,克罗恩病相关性肠癌的发生率可高达正常人群的 6~86 倍。除此以外,克罗恩病还可并发消化道的淋巴瘤和类癌及其他系统器官的恶性肿瘤,如甲状腺肿瘤、泌尿系肿瘤和骨髓肿瘤等。因此,这两类患者都需要与医生共同商议终身监测计划,计划主要包括规律的药物治疗、抗炎的实施、化学干预治疗、定期结直肠镜检查及取活检做病理诊断。结直肠镜的检查和活检可以排除或确诊有无肠黏膜的异型增生及癌变,具体可以参考以下原则。①确诊炎症性肠病者要实施内镜筛选;所有溃疡性结肠炎患者在起病 8~10 年后均应行 1 次肠镜检查,以确定当前病变的范围。如检查结果显示炎症超过结肠的脾曲(医生可以根据肠镜结果判断),则从此隔年肠镜复查,起病时间达 20 年后每年肠镜复查;如炎症局限在乙状结肠以远,则从起病 15 年开始隔年肠镜复查;如炎症仅仅在直肠,那么以后就不需要肠镜监测了。②对症状严重且病情持续的左半结肠炎的 8~10 年患者,应每 1 年或每 2 年进行定期监测。③炎症性肠病合并原发性硬化性胆管炎的患者进展为炎症性肠病相关的结直肠癌的风险很高,应在原发性硬化性胆管炎确诊后的每年进行内镜监

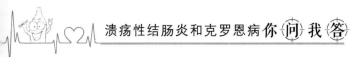

测。④对整个结肠应每隔 10 厘米取 2～4 个随机活检组织样本，对可疑区域应增加取样量。对于溃疡性结肠炎患者，应在直肠及乙状结肠部位每隔 5 厘米分 4 个象限取活检样本，因为这两个区域是直肠癌的好发部位。除了常规的内镜检查外，医生和患者还可以根据具体情况，用染色内镜、放大内镜、共聚焦内镜甚至是可行的分子检测等手段进行监测，以早期发现异型增生和癌性病灶，最终达到早期治疗的目的。

（李君）

# 第四章
# 饮　食

　　饮食对每个人来说都很重要，对炎症性肠病患者来说更是如此。为帮助您更好地管理疾病，本章节就饮食与炎症性肠病的相关内容进行解释，您可以从中获得以下问题的相关解答：饮食与炎症性肠病的关系，疾病不同阶段（缓解期、活动期、逐渐好转期）的饮食建议，针对相应症状或病变（肠道狭窄、便秘、体重波动）的饮食建议，针对特殊情况（怀孕、儿童与青少年、回肠切除、造口、短肠综合征）的饮食建议，可能让您左右为难、不知所措的问题（如能否喝牛奶？能否吃水果？是否需要补充维生素？放屁较多该如何饮食？外出该如何饮食？等）的解答。尽管本书给了您一些饮食建议，但这无法替代医生、营养师等专业人员根据您的实际情况给予的建议。因此，若您有改变饮食或尝试一些所谓的饮食治疗方法的意向，请务必先告知您的医生，在医生了解的情况下再决定是否实施。

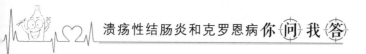

# 一、饮食与炎症性肠病发病、症状、治疗

 **问题 101：我的炎症性肠病是饮食引起的吗？**

到目前为止，引起炎症性肠病的确切原因并不清楚。您可能听到过研究者发现饮食和炎症性肠病之间的可能关系，比如怀疑可能是因为吃了某些食物或某种有害成分，引发肠道免疫机制异常，造成胃肠道黏膜的免疫损伤等。但是，目前并没有科学证据能够证实是饮食引起了炎症性肠病。也就是说，当前科学证据并不支持某种或某些食物在引起克罗恩病或溃疡性结肠炎中起作用。但是，较差的饮食习惯、富含饱和脂肪酸的"垃圾食品"（如油炸食品、人造奶油制品等）、典型的西方化饮食被认为是导致基因易感人群得克罗恩病的可能因素。希望您不要认为是由于自己吃得不小心而引起炎症性肠病，并因此自责。

（周云仙，阮佳音）

 **问题 102：饮食与我的炎症性肠病症状有关吗？**

您可能很惊讶目前没有证据证明是饮食导致炎症性肠病的。但是，一旦得了炎症性肠病，您就很可能需要注意饮食了。因为饮食与炎症性肠病腹痛、腹泻等症状有一定关系。虽然没有某种或多种食物会特别加重您肠道的炎症，但是您可能发现食用某些食物后疾病症状（腹痛、腹泻等）加重了，这在疾病活动期更为明显。

这些可能加重症状的食物对每位炎症性肠病患者来说有些不同，您需要根据本书后面的解释，找到自身不耐受的食物。您要知道，注意饮食不仅能在一定程度上帮助您减轻这些症状，改善营养，而且还能促进恢复。摸索到适合自己的饮食是您管理疾病非常重要的一部分。

（周云仙，阮佳音）

 问题 103：食物能够治愈我的病吗？

如果您上网检索，可能发现许多饮食或饮食类型（如芦荟油、椰子油等）被宣称能够治好炎症性肠病。有一些可能是出于好意，但是并没有足够的科学研究证据支持这些说法。如果您考虑使用这些特殊的饮食治疗方法，为了您的健康，请务必在使用前告知您的医生，在确保安全的情况下进行。

（周云仙，阮佳音）

 问题 104：特定碳水化合物饮食能够治愈我的病吗？

特定碳水化合物饮食（SCD）这个话题在网上讨论得很激烈，常常有患者询问 SCD。SCD 在这里的含义是指减少食物中的碳水化合物，让肠道中一些细菌"挨饿"，以此来减轻腹胀、腹痛、腹泻等不适症状。它主要由肉类、蔬菜、油类和蜂蜜组成。

对炎症性肠病来说，严谨的科学研究是判断治疗是否有广泛价值的唯一方式。就 SCD 来说，目前仅有一些患者自我感觉SCD 对

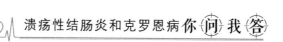

疾病治疗有作用,但并没有得到系统性科学研究的证实。即使SCD通过减少难消化的碳水化合物,可以减少炎症性肠病患者的腹胀、腹痛、腹泻等症状,但您也需要知道这与减轻肠道炎症或影响疾病过程是两码事。而且目前并不知道肠道中哪些细菌需要被"挨饿",也不知道该如何更好地进行 SCD。此外,进行 SCD 还可能出现如下问题:坚持遵循 SCD 是非常繁琐和困难的,排除淀粉类蔬菜和谷物导致饮食中作为结肠细胞能量来源的短链脂肪酸来源受限(而增加结肠中短链脂肪酸数量有可能减轻炎症性肠病症状)等。

SCD 也许可以一试,但我们希望您在获得相关科学证据后再考虑尝试。如果您非常想尝试,也千万不要放弃您的常规治疗或停止服用医生给您开的药物,而且要在医生知晓的情况下开展。

(吕敏芳)

 ## 问题 105:草药能够治愈我的病吗?

一些炎症性肠病患者采用草药(如芦荟汁、赤榆树皮等)来缓解症状,然而目前没有相关科学研究证据证实草药能治愈炎症性肠病。对于一些患者认为有效的情况,我们无法判断这是草药治疗的直接影响,还是患者的心理作用所致。如果您想采取草药治疗,请先咨询您的医生,并千万不要放弃您的常规治疗,不要停止服用医生给您开的药物,即使症状缓解也不能随意停药。

(周云仙,阮佳音)

## 二、消化与营养

 问题 106: 食物在人体内是如何消化的?

食物能给予人体能量和所需的营养物质。当我们进食后,通过咀嚼完成对食物的初步分解,然后把这些食物吞咽入胃进行消化,2～4 小时后形成食糜(经过胃消化后的食物)进入肠道。在小肠中,来自肝脏和胰腺的消化液与食物混合在一起,随着小肠的蠕动,混合物被不断地搅拌,最终被分解为小分子物质。随后,小分子物质被小肠上皮吸收,并随血流到达身体各部位需要能量的器官。小肠有三段,即十二指肠、空肠和回肠,每段肠道吸收不同的营养物质。消化后剩下的水样食物残渣和分泌液接着排入大肠(结肠)。在这里,剩下的水样食物残渣被细菌发酵,其中绝大部分的水分在大肠中被吸收。固态的、难于消化的食物残渣则作为大便排出体外。可见,大肠主要的功能是吸收小肠尚未吸收完的水和盐,其功能相对简单一些。

(郑晶晶)

 问题 107: 我得了炎症性肠病,它是如何影响我消化食物的?

我们将分别就溃疡性结肠炎和克罗恩病是如何影响您消化的做一解释。克罗恩病炎症可以发生在从口腔到肛门的任何地方,

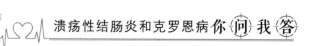

多发生在小肠,最常见的是小肠远端(即末段回肠),其次为紧邻回肠末段的大肠。溃疡性结肠炎炎症仅发生在大肠。由于这两种病在肠道的不同地方发生炎症,所以对您食物消化的影响是不同的。

如果您的小肠发炎了(这种情况多见于克罗恩病),那么小肠的消化和吸收功能都会下降。没有被消化吸收的营养物质随同胆汁盐一起被直接排入您的大肠。根据您小肠炎症范围和程度,排至您大肠的营养物质的量也不同,这一点可用来解释为什么克罗恩病患者会有营养不良。此外,即使大肠没有病变,没有被消化的食物进入大肠也会影响水的重吸收,这可能引起腹泻。如果克罗恩病同时又累及大肠,腹泻就会更严重。如果您的大肠也发炎了(溃疡性结肠炎炎症仅累及大肠,小肠功能正常),由于炎症的波及,水的重吸收不能正常进行,就可能出现较重的腹泻。

从上面的解释中,相信您已经明白,溃疡性结肠炎和克罗恩病都可以导致营养吸收障碍和营养丢失过多,但由于克罗恩病引起的小肠病变多见,所以克罗恩病患者营养物质消化吸收不良更为严重。也就是说,克罗恩病患者在饮食上很可能较溃疡性结肠炎患者有更多需要学习与注意的地方。

(王雪英)

 **问题108:营养物质在人体内有什么作用?**

不同营养物质对人体有不同作用。比如:碳水化合物、脂肪、蛋白质提供人体代谢所需的能量;氨基酸用于构建机体蛋白质

（如肌肉、组织、器官和激素）；必需脂肪酸是机体组织的重要组成部分，能够帮助调节炎症；矿物质，如钙和铁是骨骼和红细胞所必需的；钾、钠和其他电解质提供人体正常的化学环境；维生素是维持细胞内特异代谢反应和机体正常生理功能所必需的；抗氧化剂帮助减少炎症等。

（王华芬）

 **问题 109：我的肠道还能正常吸收营养物质吗？**

大多数情况下，炎症性肠病患者的肠道是可以正常吸收营养的，请您放心。 如果您的病变部位只是在大肠（多为溃疡性结肠炎患者），您的吸收功能通常没有障碍。 如果您的病变部位在小肠（克罗恩病患者多见），您往往存在消化和吸收功能不全的问题。这种吸收功能不全的程度与小肠炎症的范围、严重程度和被切除小肠的长度有关（已动过手术的患者）。

病变（炎症）累及消化道的不同部位将影响您吸收不同的营养物质。 比如您的病变部位在小肠上段，这会导致您对很多营养物质的吸收产生障碍，如脂肪、蛋白质、维生素、矿物质、碳水化合物等。如果您的病变累及回肠 2～3 英尺（0.61～0.91 米），将会严重影响您的肠道对脂肪的吸收。如果您的病变部位仅仅累及回肠远端 1～2 英尺（0.30～0.60 米），将会影响对维生素 $B_{12}$ 的吸收，但一般不影响对其他营养物质的吸收。

（王华芬）

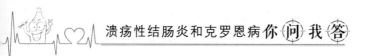
● 问题 110：为什么得了炎症性肠病（尤其是克罗恩病）让我更易出现营养问题？

营养对每个人来说都很重要，对炎症性肠病患者来说更是如此。恢复和保持良好的营养状态是炎症性肠病管理的重要原则，是机体恢复健康的方式之一。药物治疗似乎对营养状态好的患者更为有效。而丢失蛋白质、卡路里和其他营养物质可能引起儿童和青少年生长发育迟缓。对于女性（女孩）来说，体重下降可能对荷尔蒙水平产生影响，导致月经紊乱，甚至闭经。

炎症性肠病患者，尤其是克罗恩病患者，更可能因为多种原因出现营养不良。引起这些问题的原因主要有以下几个方面。①食欲减退、没有胃口（腹痛、腹泻等症状或味觉改变所致）可能导致您摄入食物减少。②长期患慢性疾病会增加机体对热量的需求，导致各种营养素消耗增多，这在疾病活动期时更为明显。③当炎症性肠病患者丢失蛋白质和其他营养物质时，更多食物必须用于补充这些丢失，而这对许多肠道症状处于活动期的患者来说很难。④炎症性肠病患者，特别是克罗恩病患者，对蛋白质、碳水化合物、维生素、矿物质等的消化和吸收下降，这样吃进去的食物大部分营养可能并未被吸收。⑤如果您已经动过手术，切除了部分肠段或者做了肠造瘘手术等，这不仅会影响您进食的量和速度，而且会使您吃进去的食物无法被完全消化吸收，影响您的营养摄入。⑥因为肠道炎症、药物副作用，炎症性肠病患者可能出现恶心、胃口差等情况，其中部分患者会把腹痛归咎于吃入的食物,因而恐惧食物,有意或无意地避免吃一些食物,甚至完全不吃食物,导致摄入减少。也正是因为可能出现以上这些状况(有时可以几种情况同时存在),所以营养对炎症性肠病患者来说更为重要。

(周云仙,阮佳音)

## 三、个体化饮食建议

 **问题 111: 是否有适合我们患者的某种饮食?**

克罗恩病往往累及小肠,有时也会累及大肠,或仅仅累及大肠。溃疡性结肠炎仅限于结肠(大肠)。对这两种疾病患者的饮食建议不同,因为疾病类型(克罗恩病,还是溃疡性结肠炎?)、肠道病变累及部位和范围(小肠,大肠,还是两者都有?)、疾病情况(活动期,还是缓解期?)、病情程度(轻度,中度,还是重度?)的不同以及个体差异(如不同的人对同一种食物的反应不同等)会在一定程度上对饮食建议产生影响。炎症性肠病患者如何合理饮食受很多因素的影响,需要个体化对待,在专业医护人员指导下量身订制适合自己的饮食计划。每个人的疾病不一样,病情也不一样。即使是同一个人,因为疾病在不断变化,不同时间的病情也不一样。病友适合的饮食方式并不一定适合您。您去年适合的饮食方式,有可能现在就不适合了。可见,并不存在专门的炎症性肠病饮食,所有患者按照同样的饮食方式进食是不现实的,也是不利于疾病管

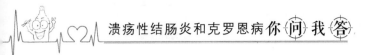

理的。但有一点——平衡饮食、保持良好的营养状态是炎症性肠病患者应该努力达到并保持的。

（周云仙，阮佳音）

## 问题 112：作为炎症性肠病患者，我应该避免哪些食物？

没有一个饮食原则或建议可以适合所有的炎症性肠病患者。如果食用某种食物（即使改变烹调方式）总是（连续几周）引起消化道问题，可以尝试避免它（暂时）。在这过程中，非常有必要区别食物过敏和食物不耐受。很多人存在食物不耐受，而不是食物过敏。通过排除饮食测试（包括连续几周记录饮食日记和症状日记）能较好地反映哪些食物应该避免或调整，这比常规皮肤过敏试验和血化验更有用。

但炎症性肠病患者吃了有些食物后可能不舒服。虽然国内有关炎症性肠病患者食用哪些食物后可能出现不舒服的研究并不多，但有幸的是我们的研究团队对此进行研究后发现了可能导致中国炎症性肠病患者食用后不舒服的食物。我国克罗恩病患者常见的不耐受食物有乳制品、冰冷食物及油腻食物等。我国溃疡性结肠炎患者常见的不耐受食物有乳制品、生冷食物、辛辣食物、油腻食物及酒类等。此外，含有人工甜味剂的食物、高脂油腻食物、十字花科类蔬菜（如西兰花、花椰菜）等也可能是会令您食用后不舒服的食物。

（周云仙，阮佳音）

**问题 113：我应该如何进行个体化饮食？**

寻找适合自己的个体化饮食是一个不断摸索的过程。在此期间寻找到自身能耐受和不能耐受的食物是饮食管理的重要内容，而这可以通过记录饮食日记的方式进行。

记录饮食日记能让您更清楚地知道自己吃了什么，吃了以后身体是否舒服，每天摄入的营养是否足够等。如果您几乎每次（连续几周，建议 4～6 周）吃了某种食物后，都感到不舒服（如腹痛、腹泻等），您首先可以尝试改变烹饪方式，我们发现有的患者吃油炸土豆后出现不适，但是食用水煮土豆后并没有不适；或者尝试在您的食谱中避免它（尤其在疾病活动期），但同样需要区别食物过敏与食物不耐受。当病情好转后，您可以尝试再次食用之前排除的食物，因为有的食物在您病情好转后是可以耐受的，这有利于您摄入多样化饮食，保证营养。

（周云仙，阮佳音）

 **问题 114：我应该如何记录饮食日记？**

记录饮食日记有助于患者发现自身不耐受食物，判断是否平衡饮食，有助于医生、护士、营养师等根据饮食日记反映的问题进行有针对性的饮食指导。记录饮食日记需要长期坚持。您可以准备一个专门的饮食日记本进行记录。记录的主要内容包括：您每天进食哪些食物，进食量，食物的烹调方式及进食时间；进食以后您的感觉；

每日大便的次数、颜色、性状；用药情况等。您可以在门诊就诊时带上自己的饮食日记本，以便医生、营养师等进行回顾。以下是"饮食日记本"的一个模板（患者使用后普遍反映此饮食日记模板设计合理、便于使用；"其他"这一栏用于患者记录自己认为重要的信息）。

## 炎症性肠病患者饮食日记模板

姓名：　　性别：　　年龄：　　诊断：

| 日期 | 时间 | 地点 | 进食食物、量、烹饪方法 | 胃肠反应 | 反应距进食时间 | 用药情况 | 整体感觉 | 大便情况 | 其他 |
|---|---|---|---|---|---|---|---|---|---|
|  |  |  |  |  |  |  |  |  |  |
|  |  |  |  |  |  |  |  |  |  |
|  |  |  |  |  |  |  |  |  |  |
|  |  |  |  |  |  |  |  |  |  |
|  |  |  |  |  |  |  |  |  |  |
|  |  |  |  |  |  |  |  |  |  |
|  |  |  |  |  |  |  |  |  |  |

（周云仙，阮佳音）

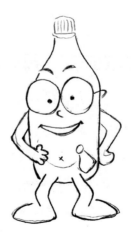

## 四、炎症性肠病管理可能涉及的概念

⚫ **问题 115:作为炎症性肠病患者,我可能涉及的饮食类型有哪些?**

炎症性肠病患者可能因为病情变化改变饮食类型,您可能涉及的饮食类型有低渣低纤维饮食、流质饮食、半流质饮食、低脂饮食、排除饮食、完全肠道休息(Total bowel rest)饮食、无麸质饮食等。

什么是低渣低纤维饮食? 大约 2/3 的小肠型克罗恩病患者存在明显的低位小肠(回肠)肠道狭窄。对这些患者来说,低渣低纤维饮食或特殊的流质饮食可能在减轻腹痛、改善症状方面有所帮助。此外,疾病处于活动期的炎症性肠病患者,通常也需要低渣低纤维饮食。低渣低纤维饮食要求减少摄入很可能增加大便残渣的食物(如生的蔬菜、种子、坚果、土豆皮、玉米皮、全麦谷物等)。一般来说,进行低渣低纤维饮食只是暂时的,当药物治疗或外科手术治疗控制肠道炎症后,患者可逐渐恢复正常饮食。在低渣低纤维饮食期间,观察自己是否存在过度限制饮食很重要,因为过度限制饮食会使您很难达到平衡饮食,不利于您获得均衡的营养。

什么是流质饮食? 流质饮食是指食用那些呈液体状、容易吞咽、容易消化、没有刺激性的食物。但这类食物所含的热量和营养素往往不足,一般只是短期使用,或配合肠内营养或肠外营养一起使用。这类食物有豆浆、米汤、菜汤、稀藕粉、清肉汤(去油腻)、去渣果汁（如橙、橘、西瓜、梨、葡萄等原汁）、红豆汤（仅喝汤）、绿豆汤（仅喝汤）、银耳汤（仅喝汤）、莲子汤（仅喝汤）、红枣汤（仅喝汤）及乳类（如牛奶等，您需对乳糖耐受）等。

什么是半流质饮食？ 半流质饮食是指食用那些呈半流质状、无刺激性、纤维少，以及容易咀嚼、吞咽、消化的食物。 建议您少量多餐，保证营养摄入。 这类食物有粥类（如白粥、皮蛋粥、肉末粥、蛋花粥等）、汤面类（如挂面、面条、馄饨、蛋花汤等）、泥状食物（如肉泥、菜泥、土豆泥等）、沫状食物（如肉末、肉丝等）、羹（如蒸蛋羹、豆腐脑等）。 流质饮食或半流质饮食一般在您疾病发作时使用，这能在一定程度上帮助您减轻症状，促进消化吸收。

什么是低脂饮食？ 低脂饮食是指饮食中限制脂肪摄入量，避免肥肉、猪油、动物脑、蛋黄等动物脂肪。 回肠能够吸收胆汁盐，对于切除了回肠的患者来说，这些胆汁盐进入大肠（结肠）可能引起水样便，这种情况一般需要进行低脂饮食。 饮食清淡，采用煮、蒸、卤等少油或不用油的方式进行食物烹调，改善食物的色、香、味。

什么是排除饮食？ 排除饮食是管理炎症性肠病患者的常见方法，是指去除炎症性肠病患者日常饮食中可能诱发或加重消化道症状的食物。 您需要识别这些可能的食物（可通过连续几周记录饮食日记的方式进行识别），并不是偶尔一次不耐受。 我们不希望您毫无证据地排除大部分食物。 若您有意向进行排除饮食，请在医生、营养师等人的指导下进行。

什么是完全肠道休息饮食？ 完全肠道休息饮食是指让肠道处

于完全休息状态。在此时期,患者的营养由静脉输送,以此减轻肠道负担,尝试减轻肠道炎症。对处于部分疾病阶段的克罗恩病患者或有瘘管的患者较为适用。

什么是无麸质饮食？无麸质饮食是指排除包含蛋白质麸质的谷物。这种饮食往往在炎症性肠病患者伴有其他疾病如乳糜泻时使用。麸质能够增加遗传易感（HLA-DQ2/8＋）的肠易激综合征患者肠道通透性,导致腹泻发生的概率增加。

（周云仙,阮佳音）

### 问题 116: 为促进疾病管理,我有哪些需要了解的饮食概念呢？可以解释一下低渣饮食等概念吗？

什么是膳食纤维？膳食纤维主要来自植物的细胞壁,包括树胶、果胶、木质素、纤维素及半纤维素等,一般很难被人体消化酶分解。它可以分为可溶性膳食纤维（如燕麦）和不可溶性膳食纤维（如果壳、种子、茎部和食物无法被细菌消化的部分）。

可溶性膳食纤维（也称水溶性纤维）对溃疡性结肠炎患者和克罗恩病患者有许多益处。简单地理解,可溶性膳食纤维就是"可以在水中溶解的纤维",这意味着它在胃肠道中吸收水分的能力很强。当可溶性膳食纤维通过肠道的时候可以产生凝胶状物质,吸收水分,这样能够减慢粪便通过肠道的速度,增加营养物质的吸收时间,减少腹泻。含可溶性膳食纤维的食物有燕麦片、鳄梨、南瓜等。

不可溶性膳食纤维（也称非水溶性纤维）不能在水中溶解。从

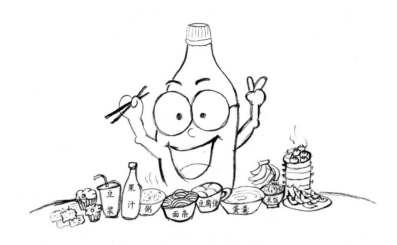

本质上说，不可溶性膳食纤维与可溶性膳食纤维的作用相反，其能加快粪便通过肠道的速度，使胃肠道受刺激并导致腹泻。不可溶性膳食纤维包括纤维素和木质素。包含这类纤维的食物有坚果、面包、种子、谷物、葡萄干、卷心菜等。去皮、烹调可能让您更好地耐受这类食物，拥有更为健康和多样化的饮食。

根据疾病情况改变您饮食中膳食纤维的摄入量对改善病情可能有帮助。例如，对有便秘症状的患者来说，避免果壳、果皮、茎部和种子类等不可溶性膳食纤维可能很重要，但增加可溶性纤维可能也是必要的。

低渣低纤维食物有哪些呢？如白面包、白米饭、精白面粉制成的面包、饼干、蛋糕、奶制品、蜂蜜、不含果肉和渣的果汁（最好是现榨果汁）、新鲜不带皮水果（如削皮的苹果、梨、桃子等）、煮熟的蔬菜、去皮土豆、去除果肉的蔬菜汁、番茄酱等。

高纤维食物有哪些呢？如麦麸、小麦、燕麦、糙米、坚果、全麦面包、葡萄干、添加坚果的面包、添加坚果或全麦的奶制品、水果皮、未成熟香蕉、生菜、韭菜、芹菜、玉米、蘑菇、带菜叶的蔬菜汁、带果肉的果汁、豆类（如黑豆、青豆、豌豆、绿豆、赤豆、鹰嘴豆等）等。

炎症性肠病患者在不同情况（如病情不同阶段、存在狭窄、便秘等）下纤维摄入量一样吗？膳食纤维对炎症性肠病患者来说同样重要，摄入多少膳食纤维需要根据您的情况进行调整。曾经有人片面强调炎症性肠病患者要避免食用纤维素。事实上，这一观点是错误的。炎症性肠病患者也需要食物提供必需的纤维素成分。我们鼓励缓解期或轻症患者（活动期重症炎症性肠病患者除外）食用适量含有纤维素的食物，这对您的健康是有益处的。如果存在肠道狭窄、肠壁增厚（克罗恩病患者为主）的情况，或疾病处于活动期，我们建议您进行低渣低纤维饮食。如果您是病变部位在左半结肠的溃疡性结肠炎患者，您很可能不会出现拉肚子，而是便秘，这种情况下，您应该适当增加纤维素的摄入。

听说有三种脂肪酸，是哪三种？食物中主要有三种类型的脂肪酸——饱和脂肪酸、单不饱和脂肪酸和多不饱和脂肪酸。三种类型的脂肪酸共同参与形成甘油三酯。各种各样的食物中都可能包含脂肪。但是，不同食物中的脂肪成分不同，有些脂肪对克罗恩病患者较其他脂肪有利。

什么是饱和脂肪酸？饱和脂肪酸主要来源于动物脂肪，通常被认为对人体健康不利。有人认为，椰子油和棕榈油中也包含大量饱和脂肪酸，但该结果尚存在争议。来源于动物的脂肪通常室温下为固体，如黄油、奶酪等。一些加工食品（如薯片、薯条、奶油蛋糕、速溶咖啡、珍珠奶茶等）中含有可能对人体产生与饱和脂肪酸一样的不利作用的反式脂肪酸。

什么是单不饱和脂肪酸？单不饱和脂肪酸通常适用于克罗恩病患者，它能够使您体内的 ω-3 多不饱和脂肪酸（具有消炎、促进心血管健康等的作用）保持在较高水平，而且不会导致饱和脂肪酸或 ω-6 多不饱和脂肪酸水平明显升高。含单不饱和脂肪酸的油类主要有橄榄油、菜籽油等。

什么是多不饱和脂肪酸？多不饱和脂肪酸又称多烯酸，具有降低血中胆固醇、调节血黏度、改善血循环等作用。ω-3 多不饱和脂肪酸及 ω-6 多不饱和脂肪酸是与人类健康密切相关并具有重要意义的脂肪酸。ω-3 多不饱和脂肪酸似乎对炎症性肠病具有抗炎作用。因为这两种多不饱和脂肪酸存在代谢竞争抑制，所以维持两者的平衡比例较为重要。ω-3 多不饱和脂肪酸的主要来源为植物油、胡桃仁油、亚麻籽油以及海洋生物（如虾类、鱼类、海藻等）等。另外，部分食草反刍动物（如牛、羊肉）及其奶制品也可以提供 ω-3 多不饱和脂肪酸。ω-6 多不饱和脂肪酸的主要来源为植物油（如核桃油、玉米油、燕麦油、芝麻油、大豆油、棉籽油、葵花籽油、红花籽油等）。如何调节两者的比例，请与您的医生和营养师联系。

（周云仙，阮佳音）

**问题 117：是否存在我们患者需要区别的一些饮食概念？**

的确有。我们在此就食物过敏与食物不耐受进行简单解释，便于您理解，以更好地管理疾病。

食物过敏与食物不耐受有什么区别呢？弄清楚食物过敏和食物不耐受是非常重要的。食物过敏意味着摄入这类食物，哪怕摄入量非常少，都可能引起不良反应，如全身水肿、喘息等。如有些人对花生过敏，仅摄入极少量都可能有生命危险。食物不耐受意味着对某种食物的不良反应与摄入量有关，表现为能够耐受少量这类食物，但如果大量摄入，便会引起不适。如有些人对牛奶中的乳糖不耐受，但能够耐受少量牛奶。

许多炎症性肠病患者想知道他们是否存在食物不耐受，因为网上有很多关于这方面的信息。也有些患者提到自己好像对奶制品不耐受，这可能与他们肠道炎症、经历过小肠手术或其他因素（如体质特点）有关。我们建议您千万不要毫无依据地限制饮食，除非您非常肯定这种食物会引起您的疾病症状，因为在没有肯定哪种食物可能导致您症状加重的情况下限制饮食，可能导致营养缺乏。如果您限制了某种食物，那么接下来非常重要的一件事就是去寻找合适的替代食物。例如，如果您限制了一般的牛奶，那么您可以选择含钙丰富的替代品，如豆乳或不含乳糖的牛奶，尽可能保证营养供给。

（周云仙，阮佳音）

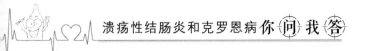

## 五、病情不同阶段的饮食建议

### 问题 118：我目前处于疾病缓解期，该如何饮食呢？

平衡饮食是炎症性肠病患者重要的饮食原则。大体上说，平衡饮食要求每日摄入蛋白质（如肉、鱼、家禽、鸡蛋、豆腐等）、蔬菜、水果、淀粉类食物（如面包、米饭、谷物、土豆等）、含钙丰富的食品或奶制品（如果您能够耐受，可选择牛奶、奶酪等；如果您不能耐受，可选择此类食物的替代品，如含钙豆奶等）、高能量食物（如脂肪）等。同时根据您的口味喜好、生活习惯和食物耐受情况进行食物选择。

在疾病缓解期，除非医生建议，我们不推荐您避免某种食物或限制饮食，这会影响您食用的食物种类、营养和饮食乐趣。但有些食物可能比其他食物更难消化（甚至在您疾病缓解期也是如此），您可能需要关注食用这些食物对您消化道可能产生的影响，比如腹痛、腹泻等。它们包括含不可溶性膳食纤维的食物（如水果皮、全麦谷物、糙米和野生稻等）、种子类、坚果、生的蔬菜等。

此外，考虑到您的整体健康，一些可能增加您患其他疾病（如高血压、糖尿病、胃炎等）风险的食物，如腌制食品（如榨菜、酱瓜、霉干菜等）、油炸油腻食物（如肥肉、黄油、薯条、人造奶油等）、辛辣食物（如辣椒、花椒、大蒜、芥末、生姜、洋葱、生葱、胡椒等）等，不建议您多食。

注意：并不是每位炎症性肠病患者食用这些食物后都会出现

不适。您需要尝试并发现哪些食物可能引起您肠道不适，哪些食物食用后让您感到舒服，进行个体化进食。如果您发现自己很难做到平衡饮食，请告知您的医生或营养师。此外，对于存在肠道狭窄、做过肠道手术、怀孕、青少年及造口患者等，即使处于疾病缓解期，在饮食上可能还有一些需要注意的方面，这将在本章节其他部分进行解释。

（周云仙，阮佳音）

### 问题119：我目前处于疾病发作期，该如何饮食呢？

炎症性肠病发作往往给您带来腹痛、腹泻等不适。这种情况下，您可能需要调整饮食，比如改为半流质饮食、流质饮食等，减轻肠道负担。我们会给您一些疾病发作期相关的饮食建议，帮助您度过这一阶段。

这一阶段，您很可能需要进行低渣低纤维饮食（详见问题115），避免或限制摄入非水溶性纤维。如果您存在肠道狭窄（多见于克罗恩病患者）可能需要参考狭窄患者饮食建议进行饮食（详见问题126）。如果您曾进行小肠切除手术（回肠为主）或您的回肠炎症非常厉害，就可能导致脂肪消化吸收产生问题，您可能需要低脂饮食（详见问题115）。如果腹泻严重，可能需要参考问题120的相关内容进行一些饮食调整。

此外，您在这一阶段可能需要避免酒类、糖果、含咖啡因的食物等。虽然避免这类食物并不意味着能让您更快地度过疾病发作期,但在发作期避免摄入这类食物也许能让您感觉舒服一些。因为这些食物中很可能含有会让您腹胀、腹泻和放屁增多的咖啡因、人工甜味剂等。如果您的饮食日记表明食用含有这些成分的食物让您不舒服,可以尝试减少或避免这类食物,并关注减少或避免食用这类食物后疾病症状是否得到改善。

这一阶段很可能需要少量多餐(平均每隔 2~3 小时进餐一次,或者每天 5~6 餐),它可以减轻肠道负担,利于摄入食物的消化。有报道称,把早餐作为一天中主要的一餐可能可以让您更好地耐受食物。此外,您可以尝试在饮食中加入一些蛋白质食物,如鱼、白煮鸡蛋,因为炎症活动会导致您对蛋白质的需求量增加。

同时,建议您记录饮食日记(详见问题 114 的相关内容),以便发现可能导致您症状加重的食物。如果您已发现可能导致症状加重的食物(连续几周,建议 4~6 周),可以尝试在您的食谱中减少或避免这些食物。但需注意的是,当恢复后,您需要尝试再次摄入这些食物。

此外,有些患者在疾病发作时,胃口极差,摄入很少。有些发作较为严重的患者,除以上建议外,必要时可能需要流质饮食或采用营养支持来缓解症状(这可能具有减少炎症的作用,对克罗恩病患者尤为有效),使肠道得以休息,同时补充能量,改善营养状态,促进恢复。

当然,每个人病情不一样,我们在此给您一些建议供您参考。具体饮食内容与细节,请您咨询您的医生,跟他们共同探讨,一起度过疾病发作这一阶段。

（周云仙，阮佳音）

 问题 120：腹泻时，我该如何饮食呢?

腹泻时，保持机体有充足的水分非常重要，可以饮用果汁、柠檬汁、奶昔、水果茶或草药茶（加入蜂蜜或糖将给您更多能量）等，同时补充盐分。如果您胃口很差，有必要摄入更多富含营养的饮料。喝几乎不含营养价值的液体（水、茶等）意味着，虽然能够保持机体水分，但是不能补充能量，您的能量很快会消耗完，并因此感到不适和虚弱。此外，进行低渣低纤维饮食也是非常有帮助的。

在腹泻期间，您可能出现乳糖不耐受，也就是说喝牛奶可能加重腹泻，这一阶段可以避免摄入奶制品，使用牛奶的替代品（如豆奶等），待疾病好转后再逐渐加入。在这一阶段还需要避免可能加重腹泻的酒类和含咖啡因的食物。此外，不建议您边吃饭边喝水，这样容易加重腹泻症状。

（周云仙，阮佳音）

 问题 121：腹痛、腹泻时，我可以尝试的食物有哪些?

腹痛、腹泻时，您可以尝试的食物有白面包、白米饭、水果汁、苹果酱、花生酱、清淡的软食、白面粉做的薄饼干、肉汤（去油腻）、烧熟的蔬菜、去皮土豆、蒸熟的鱼（如青鱼、鲑鱼、比目鱼等），并使用菜籽油和橄榄油,少量多餐等。如果医生证实您缺乏营养,您可能需要在医生的指导下在膳食中添加维生素和矿物质补充剂。

（周云仙,阮佳音）

### 🔘 问题 122：腹痛、腹泻时,我可能需要避免的食物有哪些?

腹痛、腹泻时,您可能需要避免的食物有含咖啡因的咖啡和茶、生的蔬菜、高纤维食物（详见问题 116 的相关内容）、高糖食物、种子类、高脂肪食物、辛辣食物、西梅干、豆类及大块食物等。有时可能还需要避免奶制品、冰冷饮料及过多摄入某种液体。具体实施请您在医生指导下进行。

（周云仙,阮佳音）

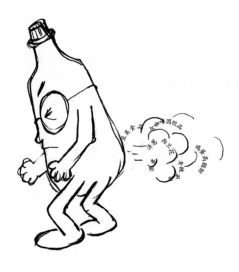

**问题 123：炎症性肠病逐渐好转,我需要改变饮食吗?**

需要。饮食改变只是临时的,是因为疾病变化而引起的。一旦疾病缓解,全身状况好转,您应根据您的实际情况进行调整,逐步向正常饮食过渡。您可以从自己较为耐受的食物开始。一般来说,烧熟的蔬菜、切碎煮熟的肉和鱼、水煮蛋、米糊或面糊等都是您能耐受的食物。然后慢慢添加食物种类,如果您吃了新添加的某种食物没什么不舒服,则几天后可以尝试再添加一些新的食物。建议您每次添加一种食物,直到恢复正常饮食。在这一过程中,希望您能记录饮食日记,并与医生、营养师保持联系,这更有利于您恢复适合自己的饮食。

(周云仙,阮佳音)

## 六、炎症性肠病患者相应症状或病变的饮食建议

 **问题 124：我便秘了,怎么办?**

当您便秘时,您可能发现干硬的大便通过您肠道炎症处时特别疼。多喝液体(水)对改善便秘很可能有帮助。同时关注食物中纤维的摄入情况,因为纤维一般可以增加粪便体积,从而增强您想要排便的感觉。但具体摄入多少、怎样摄入,建议与您的医生、营养师联系,根据您的实际情况进行调整。

(周云仙,阮佳音)

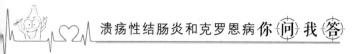

## 问题125：我该如何保持正常体重？

体重是炎症性肠病监测的重要内容之一。体重下降是营养状况变差的标志之一。达到和维持您的正常体重，是我们需要一起努力的目标。

在疾病发作期，您很可能需要通过增加能量和蛋白质的摄入来维持体重。尽可能遵循平衡饮食的原则，努力确保机体拥有所需的矿物质和维生素。虽然对大多数人来说，健康饮食意味着从饮食中减少油腻油炸食物，从而减少脂肪的摄入。但如果您需要努力达到、维持您的正常体重，摄入适量脂肪含量高的食物也是可以的。但是，如果您的病变部位在回肠，这可能让您的脂肪吸收出现障碍，加重腹泻。此外，还可以采取一些增加体重的方式，如少量多餐（可以尝试吃些点心）、选择全脂食品而不是低脂或脱脂食品（如选择全脂牛奶而不是脱脂牛奶等）、可以尝试用油烹调（如煎或烤）而不单单是蒸煮等。

当疾病处于缓解期时，如果可能的话，可以努力增加体重，因为这能为后面可能出现的疾病发作做好准备。如果您无法通过正常进食维持体重，请与您的医生或营养师联系。他们可能给您一些营养补充剂帮助您维持正常体重和营养水平。此外，若您服用激素后体重增加，这可能与激素导致您胃口变好和水钠潴留有关，希望您不要为因激素导致的体重增加而担忧。服用激素期间，您可能需要控制每日的用盐量，避免食用腌制食品，如腌菜、皮蛋、火腿、香肠、咸肉等,减轻您的水肿症状。如果您存在不明原因的营养状况变差,希望您及时与您的医生联系。

（周云仙,阮佳音）

 问题 126: 医师说我有肠道狭窄,我的饮食应该注意什么?

如果您的肠道存在狭窄,您很可能需要低渣低纤维饮食,避免坚硬食物(如全豌豆、全玉米、种子等)。由于炎症和肠壁增厚导致小肠狭窄,大量纤维通过狭窄的肠腔可能引起疼痛。坚硬食物可能无法通过狭窄的肠道,从而导致腹痛,甚至肠梗阻。此外,炎症肠管收缩可能也会引起疼痛。

尽管大部分水果和蔬菜纤维含量高,但在每日饮食中加入这类食品对您的营养获取很重要,您可以通过改变烹调方式来解决这个问题。建议蔬菜去除皮、籽、茎,切碎、煮熟后再吃,可以煮汤,也可以做成菜泥。水果去除皮、籽后再吃,可榨汁或做成果泥。如果狭窄位于小肠的上端,您吃的肉最好能切碎,烹调方式以蒸、煮、焖、炖等为主,可能需要避免油炸、爆炒。如果您感到食物味道很淡,不利于激发食欲,您可以在烹调时加入大蒜和洋葱来调味,在进餐时把这些调料拿掉,如此既可以提升食欲又能避免这类食物对肠道的刺激作用。少量多餐(每天 5~6 餐)、细嚼慢咽(延长用餐时间,便于更好地吸收营养)是比较适合您的进食方式。避免把不消化的食物(如大块软骨、芹菜茎、水果皮和髓核部分等)大块地吃进去。当然,您可以咨询您的医生以获得更多相关的建议,帮助您更好地享受美食。

(周云仙,阮佳音)

## 七、炎症性肠病患者特殊情况下的营养补充及饮食建议

在此,给处于特殊情况下的炎症性肠病患者一些营养补充及饮食建议。特殊情况下的患者包括:打算或已经怀孕的患者;儿童和青少年患者;已经动过手术(如部分小肠切除、回肠造口等)的患者;伴有短肠综合征的患者。

**问题 127:我打算怀孕,关于怀孕的营养补充有哪些建议呢?**

怀孕前,最好能达到理想体重,且没有维生素和矿物质缺乏,必要时与您的专科医生联系。维生素和矿物质的补充需要谨慎,应在医生指导下服用。怀孕期间,可能需要避免维生素A含量高的食物,因为它可能影响胎儿。而怀孕期间叶酸缺乏较为常见。无论您是否患有炎症性肠病,计划怀孕的女性都应

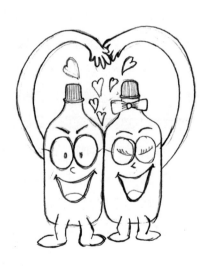

该摄入叶酸来减少胎儿神经管缺损的可能。一般建议怀孕前至怀孕时的前 12 周每天摄入叶酸至少 400 微克。此外,怀孕期间,体重增加应该是平稳的,避免体重快速增加。同时应该避免饮酒。

(周云仙,阮佳音)

### 问题 128:作为儿童或青少年患者,我的营养补充要注意什么?

儿童和青少年处于体格和智力发育的重要时期,新陈代谢旺盛,对能量和营养素的需求较高,因此给儿童和青少年炎症性肠病患者提供充足合理的营养,努力维持其正常生长发育显得格外重要。为达到这一点,可食用高卡路里食物。但是,这类饮食需要平衡,要包含足够且丰富的维生素。可是,并不是每位孩子都能做到平衡饮食,部分孩子存在挑食的问题。这种情况下可能需要短期服用维生素和矿物质补充剂(如钙和维生素 D 补充剂)来促进孩子骨骼健康生长。如果孩子服用足量的特殊液体饮食,因为液体饮食营养均衡,所以额外的维生素和矿物质补充可能就不那么需要了。具体情况请与您的医生联系。

(周云仙,阮佳音)

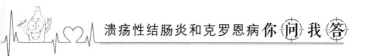

🔵 **问题 129：作为回肠切除患者，我的营养补充要注意什么？**

虽然手术后最初几周可能无法正常饮食，但切除手术一般不影响您的消化过程，因此除非医生特别建议，否则您应该尽可能地正常饮食（几周后）。但经历回肠切除手术常常会导致较多的水盐丢失，这类患者可能需要进行额外的营养补充，这在夏天更有必要。此外，如果人体切除了回肠，将无法很好地从食物中获取某些营养素，特别是维生素 $B_{12}$。缺乏维生素 $B_{12}$ 会对您的身体健康造成危害，如发生贫血。这可以通过注射维生素 $B_{12}$ 予以纠正。回肠手术后（回肠能够吸收胆汁盐），胆汁盐还可能进入大肠（结肠）引起水样便，因此，您可能需要低脂饮食。

（周云仙，阮佳音）

🔵 **问题 130：作为造口患者，我的营养补充要注意什么？**

如果您经历过造口手术或有造口袋，您可以向医生询问具体的饮食建议。记住以下内容对您很可能是有利的：①椰子、坚果、带果核的水果、辛辣食物可能引起您腹部绞痛，导致您肛周受到刺激。②食用包心菜、碳酸饮料等可能让您肠道产气更多，您可能需要限制或避免这类食物。③限制或避免啤酒、巧克力和一些可能致腹泻的食物。④您可以继续饮酒，但是过度饮酒可能引起脱水。

此外，您还可以发现饮用啤酒和红酒会增加造口排出量。

（周云仙，阮佳音）

### ● 问题 131: 作为短肠综合征患者，我的营养补充要注意什么?

短肠综合征非常少见，但在经历多次肠道切除手术和（或）炎症累及肠道范围广的克罗恩病患者中偶尔能见到。

由于手术导致小肠长度小于 200 厘米（正常长度的一半）的疾病被称为短肠综合征。由于肠道营养吸收范围缩小，这类患者很可能需要多吃来维持正常体重。正常患者可以采用每天吃 4～5 餐，其间增加点心的方式进行营养补充。您的医生将给您适合具体情况的建议。但有些短肠综合征的患者即使食用额外的食物也无法获取所需营养。在这种高度异常的情况下，患者可能需要长期肠外营养（营养直接进入血液循环）。

此外，短肠带来的影响是不同的，脱水（水盐缺乏）是可能出现的问题，尤其是有造口袋的患者。短肠综合征患者可能需要低草酸盐饮食来降低肾结石发生的风险。医生和营养师将根据您的情况，告诉您饮食的具体细节。

（周云仙，阮佳音）

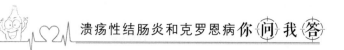

## 八、可能让您左右为难的问题——食物方面

 问题132：我能喝牛奶吗？

牛奶营养丰富，含有钙、蛋白质、维生素等。但有些人（无论是否是炎症性肠病患者）发现自己喝牛奶后会出现腹泻、腹痛、腹胀等症状，当避免摄入这类食物后，症状缓解。这些人很可能存在乳糖不耐受。由于其小肠中缺乏消化吸收牛奶所必需的乳糖酶，导致牛奶中的乳糖很难被消化，因此饮用牛奶后会出现上述症状。乳糖不耐受症状与炎症性肠病症状非常相似，可以通过简单的乳糖耐受试验进行区别。如果结果证实您是乳糖不耐受者，您很可能需要做一些调整（详见问题133的相关内容），否则我们不希望您在缺乏科学依据证实您有必要避免牛奶的情况下限制牛奶。此外，有的患者在疾病发作期可能出现乳糖不耐受，这时可以暂时避免牛奶，选择豆奶等替代品，当疾病缓解后可以再度加入。具体实施情况，您需要与您的医生联系，根据您的实际情况进行调整。

（周云仙，阮佳音）

 问题133：我是乳糖不耐受患者，我还能喝牛奶吗？

虽然您喝牛奶后可能感到不舒服，但一般来说，很少有患者需要完全避免牛奶，而且每个人乳糖不耐受程度也不同，我们将告诉您一些方法帮助您应对这一问题。

（1）少量多次喝：有报道称，乳糖不耐受的患者一般可以耐受少量牛奶。您可以根据自己的实际情况，每次少量、分多次喝牛奶，每次的量应限制在您喝下去身体没有不舒服、能够耐受的水平。当身体适应后，慢慢增加每次喝牛奶的量，减少喝牛奶的次数，通过这一方法来减轻或避免乳糖不耐受。

（2）混合饮食：避免空腹喝牛奶，建议牛奶和其他食物（如面包）一同食用，也可以在吃饭时喝一小杯牛奶，通过混合饮食来减轻乳糖不耐受症状，让您更适应牛奶。

（3）服用乳糖酶或含乳糖酶的奶粉：您可以在喝牛奶时先吃一片乳糖酶补充剂，或者选择含乳糖酶的奶粉，来预防或减轻乳糖不耐受症状。

（4）其他替换食品：如果您采取以上这些措施后，乳糖不耐受症状仍得不到缓解，您可以选择豆奶、豆浆等替代品（尽可能选择含钙豆奶）。这些食物较牛奶不易出现不耐受症状，但您可能需要慢慢适应这种口味。

（周云仙，阮佳音）

### 问题 134：我可以喝酸奶吗？

酸奶是以鲜奶为原料，添加发酵剂发酵后，再冷却灌装的一种发酵乳制品。酸奶不仅含有钙、蛋白质等营养物质，还有能调节肠道菌群的益生菌。目前，有关酸奶与炎症性肠病之间关系的研究很少，已有研究发现摄入含有益生菌（乳酸杆菌）的酸奶较一般酸

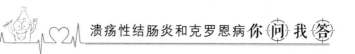

奶对炎症性肠病患者更为有利，可能有一定的抗炎作用。考虑到酸奶可能的有利作用以及所含的营养成分，您可以根据自己饮用后身体能否适应来考虑是否喝酸奶。也许您会发现超市酸奶货架上有很多品种，如慕斯、布丁、酸奶饮料、日式发酵乳等。我们在此给您一些挑选酸奶的建议，帮助您更好地选择酸奶。

不是叫"酸奶"的都是酸奶！您选择酸奶时，应购买食品名称上写着"发酵乳"三个字的，这些一般是酸奶。有些可能写着"风味发酵乳"，这些主要是在酸奶中加入了奶、糖、发酵菌种和增稠剂等常规配料以外的其他物质（如果汁、果粒、麦芽、椰果等）后做成的酸奶。至于慕斯、布丁，这属于含奶的甜点，不属于酸奶。酸奶饮料也不属于酸奶，它只是由糖、奶粉、香料、乳酸等加工而成的饮料，这些饮料不含调节肠道的乳酸菌（虽活性乳酸菌饮料含有乳酸菌，但其糖分含量高，不适合天天喝）。

酸奶益生菌哪种好？您在购买酸奶时可以查看酸奶上贴有的成分标识。建议您购买含有双歧杆菌、嗜酸乳杆菌和干酪乳杆菌这类益生菌的酸奶，因为其不仅能在发酵中起作用，更重要的是摄入后，它能在您的肠道中发挥作用，增加肠道有利菌群的数量，调节肠道菌群。而仅含有嗜热链球菌和保加利亚乳杆菌的酸奶，虽然能发挥发酵酸奶的作用，但这些益生菌受不住胃酸和胆汁的杀伤力，绝大多数不会进入大肠，起不到"调节肠道菌群"的作用。

您可以参考这些建议，根据您的口味选择自己喜爱的酸奶。如果您存在肠道狭窄，喝添加果粒、燕麦等成分的酸奶可能让您感到不适，您可能需要避免这一类酸奶。当然，如果您有时间，也可以尝试自己做酸奶，既可以培养兴趣、放松自我，又可以补充营养，放心地享用酸奶。

（周云仙，阮佳音）

 ## 问题135：我能吃水果吗？

炎症性肠病患者一般能够吃水果。但您可能需要根据自身疾病情况、病变部位等在怎么吃上做一些调整，帮助自己更好地享用水果。水果是维生素等营养物质的主要来源。人们习惯于将水果洗洗直接生吃。对于炎症性肠病患者来说，如果病情较轻、疾病稳定，建议将水果削皮、去籽后，小口小口、慢慢地食用，不要一下子吃很大一口。如果您存在肠道明显狭窄、梗阻或病情活动（如腹痛、腹泻次数增加、便血明显等），您可以尝试把水果煮熟以后再吃。当然，您也可以购买一台榨汁机，把新鲜水果榨成果汁来喝。这不仅能保证维生素的摄入，还不会给您的肠道造成特别的负担。此外，水果酱、罐装水果、水果沙拉也是您享受水果的途径之一。

（周云仙，阮佳音）

 ## 问题136：我能喝鸡汤吗？

鸡汤含有多种氨基酸、微量元素等营养成分，是一种具有很高食用价值的滋补佳品。食用鸡汤具有温补脾胃、补血、补气、补肾和提高免疫功能等作用。而熬制的浓鸡汤虽然味道鲜美，但由于其脂

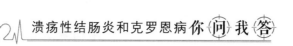
肪含量高，炎症性肠病患者饮用后可能出现或加重腹泻症状。所以在您疾病发作期可能需要避免喝鸡汤、骨头汤等浓汤，但在平时（疾病缓解期）可以把浮在鸡汤等浓汤上面的那层油腻部分撇掉后再喝（少油汤）或者在煲汤的时候把动物脂肪部分（如鸡皮等）拿掉或部分拿掉后再煲清汤，且喝的时候不要太快，同时注意观察喝鸡汤后自己有没有不舒服。如果没有不舒服，很可能表明您能较好地耐受鸡汤，可以继续享用。

（周云仙，阮佳音）

### 问题 137：我可以食用海鲜食品吗？

从中医的角度来看，海鲜食品属于"发物"，也就是容易导致疾病发作或加重的食物。因为海鲜食品中的蛋白质与人们常吃的食物中的蛋白质可能不同，其中某些异种蛋白质容易引起过敏反应，从而加重炎症反应。然而，国外并没有这样的发现。国内对炎症性肠病与海鲜食品间的科学研究不足。因此，面对这一问题我们无法给您肯定的答案。若您有吃海鲜的意向，希望您咨询医生的建议，同时考虑自身对海鲜的耐受情况。

（周云仙，阮佳音）

### 问题 138：我能喝饮料吗？

炎症性肠病患者可以喝饮料，但有些饮料，如汽水、苏打水、减肥饮料、含咖啡因的饮料（如咖啡）可能让您出现类似肠易激综合征（如腹痛、腹泻等）的症状。您可能需要减少或避免喝这类饮料。您可能耐受不含咖啡因的饮料、不含糖分的水（避免产气），但每个人的耐受情况不同，您需要根据自己喝了后的感受以及医生的建议来考虑这一问题。

（周云仙，阮佳音）

 ## 问题139：我能吃零食吗？

在您疾病缓解期，偶尔吃些零食是允许的。我们建议您选择健康零食，比如削皮切成小块的苹果、香蕉等，而薯片、酥饼、蛋糕、奶茶等高脂、高油、高糖的零食对您的健康可能不利。提及饼干，其虽美味，但营养有限，脂肪含量高，且甜味剂、乳化剂、膨松剂等食品添加剂对您的健康也不利。

如果您有意向购买饼干，我们给您一些建议，让您尽可能选择相对健康的饼干。选择饼干时，学会查看包装上的食品成分说明。饼干在制作中往往加入很多油，建议您选择用普通植物油制作的饼干，而不是牛油、黄油等动物油或者起酥油、植物奶油、氢化植物油。因为这类油中往往含有饱和脂肪酸和反式脂肪酸，对您的健康不利。饼干脂肪含量高，您可以这样来估算所含的脂肪量：用白色纸巾把饼干包住压紧，过20～30分钟后看有多少油脂渗在纸巾上。所渗的油脂越多，说明饼干所含的脂肪量越高。含有蔬菜、咸味和甜味较淡、脂肪含量较低的饼干相对健康。

（周云仙，阮佳音）

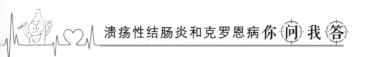

### 问题 140: 我能喝茶吗?

绿茶、红茶、普洱茶等茶水含有咖啡因。这种物质会引起或加重腹泻症状,喝茶对患者的影响程度与摄入的咖啡因含量和个人反应有关。经常食用这些食物,人体会对此慢慢适应,所以一直有食用含咖啡因食物的患者可能食用这类食物后腹痛、腹泻症状不会加重或不会很明显地加重,除非您特别敏感。但对于那些没有这种习惯,突然摄入含咖啡因的食物或摄入的咖啡因比往常多的患者来说,腹泻、腹痛等症状很可能加重。当然,您仍可以偶尔饮茶。如果您想试着减少每日饮食中咖啡因的含量,您可以尝试无咖啡因饮品、花草茶、草药茶。如果您发现自己无法很好地管理,请与您的医生联系,寻求帮助。

(周云仙,阮佳音)

## 九、额外营养补充

### 问题 141: 我需要补充维生素吗?

炎症性肠病可以对您从食物中正常吸收营养产生干扰。炎症性肠病的一些药物也可能干扰您对营养的吸收。炎症性肠病患者常见的缺乏的营养素包括钙、铁和维生素 D。尽管如此,并不是所有炎症性肠病的患者都会经历营养缺乏,这与目前的饮食、用药、疾病严重程度、肠道病变部位及先前的肠道手术情况等有关。血化验等检查能够帮助您发现缺乏哪些营养素,如铁、钾、维生素等。如果您决定额外摄入维生素和矿物质,请您在正式开始前告知您的医生和营养师。他们将与您共同探讨您是否需要额外补充以及补充哪些物质。此外,您可以定期检查(如每年)这些维生素和矿物质的指标,以了解它们的情况,这对已经出现维生素和矿物质缺乏的患者格外重要。

(周云仙,阮佳音)

 **问题142:我需要补铁吗?**

疾病部位在结肠的溃疡性结肠炎患者和(或)克罗恩病患者可能因为血便(尤其是持续血便)导致铁缺乏。铁缺乏可以导致贫血(由红细胞中具有携带氧气功能的血红蛋白数量减少所致),从而使患者面色苍白,感到虚弱。对有血便(尤其是持续血便)的患者来说,很可能需要补铁。

(周云仙,阮佳音)

 **问题143:我该如何补铁呢?**

您可以在饮食中增加含铁丰富的食物,如瘦肉、鸡蛋、深色绿叶蔬菜、豆类(如豌豆、蚕豆等,在您身体可耐受的情况下)。如果您已经发生铁缺乏,则需要服用补铁药物或注射铁剂进行补充,您的医生会给予您建议与补铁方案。为了促进铁的吸收,避免在补铁药物摄入前后30~45分钟喝茶或饮酒,因为这类食物中所含的

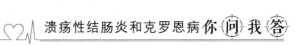

鞣酸能够结合铁,妨碍铁在胃中的吸收。也需要避免碳酸饮料,因其所含的碳酸盐也能够结合铁,影响铁在胃中的吸收。如果您想喝牛奶或其他含钙丰富的奶制品以及含钙丰富的维生素和矿物质补充剂,建议与铁剂服用间隔 30～45 分钟,因为牛奶中的钙能够使铁的吸收明显减少。谷物中的植酸盐也会阻碍铁的吸收。但在补铁的同时可以摄入维生素 C 含量丰富的食物(如橘子汁),因其所含的抗坏血酸能促进铁的吸收。

(周云仙,阮佳音)

 ## 问题 144: 我需要补钙吗?

钙是炎症性肠病患者常见缺乏的矿物质之一,这可能与下面的原因有关。炎症性肠病患者饮食可能存在钙摄入受限、避免奶制品(因为乳糖不耐受或患者认为自己乳糖不耐受)的问题。有些患者虽然摄入足够的钙,但由于小肠炎症或小肠曾动过手术导致无法很好地吸收钙。此外,炎症性肠病患者使用的某些药物可能对骨骼健康产生负面影响,如长期使用泼尼松和其他激素,易减缓新骨生成,加速旧骨分解,干扰钙的吸收等。此外,克罗恩病疾病本身与骨质变薄、骨质疏松存在一定关联。对于存在以上这些骨质疏松危险因素的患者来说,很可能需要补充钙剂,进行骨密度检查,具体情况请与您的医生讨论。

(周云仙,阮佳音)

### 问题145：我该如何补钙呢？

您可以在饮食中增加含钙丰富的食物，如牛奶。如果您正在接受激素治疗、存在小肠疾病和（或）存在乳糖不耐受，一般需要每日摄入钙 1.0～1.5 克（无论是以饮食形式还是以补充形式）。具体补充方案，您需要咨询您的医生。此外，您也有必要定期检测骨密度，了解身体情况，及早预防和发现骨质疏松。

（周云仙，阮佳音）

### 问题146：我需要补充维生素D 吗？

维生素 D 对于强化骨骼特别重要。如果您存在乳糖不耐受、病变部位在小肠、曾做过肠道手术、用激素治疗等，可能让您更易缺乏维生素 D。具有以上这些情况的患者，很可能需要补充维生素 D。具体情况请与您的医生讨论。

（周云仙，阮佳音）

### 问题147：我该如何补充维生素D 呢？

晒太阳是获取维生素 D 很好的方式，您可以尝试在不涂抹防晒霜的情况下，每天晒太阳 20 分钟，可以晒晒手臂和腿部。不要晒日光浴，因为这会增加患皮肤癌的风险。此外，增加户外活动时间，呼吸新鲜空气，可以强健骨骼。对于需要补充维生素 D 的患者，一般每日补充 400 单位。具体补充量和情况请与您的医生联系。

（周云仙，阮佳音）

## 问题148：我需要补充叶酸吗？

如果您正在服用柳氮磺砒啶或甲氨蝶呤，您很可能需要每日补充叶酸（1毫克/天）。怀孕的炎症性肠病患者每天应补充叶酸400微克，一般自孕前开始至怀孕12周。

（周云仙，阮佳音）

## 问题149：我需要补充维生素B₁₂吗？

如果您已经切除了回肠或者回肠这部分炎症较重，不能从食物中得到足够的维生素 $B_{12}$，您很可能存在维生素 $B_{12}$ 缺乏的风险。缺乏维生素 $B_{12}$ 对人体可以产生危害，例如导致人体出现贫血和乏

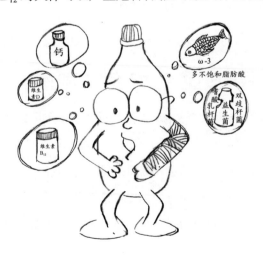

力。如果您已经动过回肠手术,可以通过血化验检测维生素 $B_{12}$ 水平。必要时,请与您的医生联系后通过注射维生素 $B_{12}$ 进行补充。

(周云仙,阮佳音)

### 问题150:我需要补充鱼油吗?

鱼油富含长链 ω-3 多不饱和脂肪酸,具有一定的抗炎作用。虽然在一项研究中并没有发现服用 ω-3 多不饱和脂肪酸和不服用 ω-3 多不饱和脂肪酸的克罗恩病患者 1 年中的疾病复发率存在差异,但其发现服用 ω-3 多不饱和脂肪酸的患者甘油三酯水平很低。可见,服用 ω-3 多不饱和脂肪酸可能让您获得与溃疡性结肠炎和克罗恩病治疗无关的其他健康益处。ω-3 多不饱和脂肪酸含量丰富的食物有鲑鱼、鳟鱼、沙丁鱼、菜籽油和亚麻籽油等。若您有服用鱼油的意向,请先告知医生,在获得允许的情况下进行补充。

(周云仙,阮佳音)

### 问题151:我该如何补充 ω-3 多不饱和脂肪酸呢?

ω-3 多不饱和脂肪酸的补充方法如下:①经常吃鱼(至少每周 2 次),尤其是多脂鱼类(如鲑鱼、沙丁鱼、凤尾鱼等)。②选择添加 ω-3 多不饱和脂肪酸的酸奶和牛奶,或选择低脂食品。这可能需要减少食用由谷物喂养大的家禽、家畜,寻求放养于大自然、食用绿草的动物(这类动物 ω-3 多不饱和脂肪酸含量更丰富)。③使

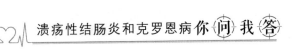

用菜籽油、亚麻籽油。橄榄油和核桃油也是好的选择。

（周云仙，阮佳音）

### ● 问题152：我服用益生菌有好处吗？

益生菌是一种能在肠道中繁殖，发挥积极健康作用的微生物。它具有改善肠道上皮屏障功能、减少肠上皮细胞受损机会、增强机体免疫功能、维持肠道菌群平衡等作用，被认为是对人体肠道有好处的细菌。这类细菌的代表有嗜酸乳杆菌、双歧杆菌等。

很多研究探讨益生菌对炎症性肠病的治疗作用。目前认为益生菌有可能加快诱导克罗恩病缓解，但其改善疾病的科学证据仍不足。有一些研究发现，益生菌（尤其是益生菌混合物 VSL#3）对预防储袋炎的效果较好。益生菌治疗炎症性肠病前景令人期待，但还需要更多的科学证据来证实。

（周云仙，阮佳音）

### ● 问题153：我服用益生元有好处吗？

益生元是指不易被消化，但可以被肠道发酵利用，对身体健康有益的食品配料。它具有增强健康细菌活性，通过刺激糖类细菌（包括双歧杆菌和嗜酸乳杆菌）间接抑制肠道病原体生长等作用。虽然益生元治疗或改善炎症性肠病的科学证据不足，但越来越多的研究发现表明其可作为慢性炎症性肠病的辅助治疗手段。

（周云仙，阮佳音）

**问题154：我服用合生元有好处吗？**

合生元是益生菌与益生元的混合制品（或再加入微量元素和维生素等）。它既可以发挥益生菌的活性，又可以通过增加益生菌数量，使益生菌作用更为持久。但目前国内外有关合生元对炎症性肠病治疗作用的研究较少，科学证据非常不足。因此，很抱歉，我们无法给您确切的回答。

（周云仙，阮佳音）

**问题155：我可以吃人参、灵芝、膏方、蜂王浆、铁皮枫斗等营养品吗？**

虽有报道说，人参、灵芝、膏方、蜂王浆、铁皮枫斗等营养品具有补气、生津、安神、强心、保肝、抗肿瘤、抗衰老、抗疲劳、抗氧化、补脾健胃、调节免疫、改善睡眠质量、改善记忆力等作用。但是，您需要注意的是，人参、灵芝、膏方、蜂王浆、铁皮枫斗等营养品主要属于中医范畴。服用中医类食品或药品进行个体化滋补是非常强调医生对每个人疾病证型的辨别（因人制宜）的。目前，这类营养品对炎症性肠病是否有效的科学研究证据也很少。如有一项研究认为添加了人参的中药汤剂（人参健脾汤）能有效改善溃疡性结肠炎患者的临床症状，对有脾胃虚弱症的溃疡性结肠炎患者疗效较佳，但对克罗恩病患者以及其他证型的溃疡性结肠炎患者是否有效的研究很少见。对此，我们的建议是在保证您正确服用西药的基础上,若您希望尝试这类营养品,请到正规医院由专业医生进行辨证后再食用适合您的营养品。

(周云仙,阮佳音)

## 十、可能让您不知所措的问题

### ● 问题 156:我老是要放屁,怎么办?

许多炎症性肠病患者关注放屁带来的影响(疼痛、屁臭、肚子"咕噜噜"叫等)。无论您是否是炎症肠病患者,放屁都是正常现象。目前,并没有证据表明炎症性肠病患者比其他人群肠道排气(放屁)更多。一般来说,人们每天都会通过正常的消化过程产生几升气体,大多数人很可能每天放屁 15～40 次,只是我们没有意识到这点而已。

有一些原因可能让放屁增多。这些原因可能是在吃东西、喝水或说话的时候,咽下太多空气。紧张也可能导致咽下空气,吸烟也可能导致吸入更多空气。而结肠细菌在消化食物时产生过多气体可能也是导致肠道排气(放屁)增多的原因。摄入某些食物和碳酸饮料也可能导致放屁增多,比如蔬菜(豌豆、甘蓝、包心菜等)很难被人体消化,但能被产气细菌消化,从而引起产气。吃一些含有山梨醇(一种人工甜味剂)的食物也能导致这样的问题。乳糖不耐受也能引起产气。研究表明,病变累及小肠的克罗恩病患者更可能是乳糖不耐受者。此外,小肠消化吸收食物功能不佳(常为克罗恩病的特征)意味着更多没有消化的食物进入结肠,引起更多气体。研究也表明，有些人可能比其他人肠道有更多细菌或者有些人肠道的细菌产生更多气体。

对于您老是要放屁的情况，我们从多方面给您一些建议，帮助您缓解不适。

（1）食物方面。有些人食用某些食物后，放屁会增多；有些人则不会。这方面存在个体差异，减少或避免食用易致放屁增多的食物，对改善您老是要放屁的症状似乎有帮助。您需要根据饮食日记的情况，发现哪些可能是使自己放屁增多的食物。在此，我们告诉您一些可能让您放屁增多的食物，如一些豆类食物，花菜、西兰花、包心菜、紫甘蓝、洋葱等蔬菜，含人工甜味剂（如山梨醇等）的食品，碳酸饮料（本身含有气体）、酒类饮料（增加肠道气体产生量）、含咖啡因的饮品（如茶、咖啡、可乐等），辛辣食物（特别是您没有食用这类食物的习惯时），鸡蛋和高脂肪食品（易导致屁臭，如腊肠等）。

（2）进餐方面。少量多餐（建议每天 5～6 餐，因为空的肠道会产生更多气体和"咕噜噜"的声音），细嚼慢咽，闭上嘴巴慢慢咀嚼，防止吞下过多空气导致腹胀。有的患者发现自己在晚上吃大餐后会放屁增多或者出现其他不舒服，如果您也存在这样的情况，我们建议您早点吃晚饭，同时建议您多喝水，理想的量为每天 1.2 升（大约 6 杯）。不要一下子喝太多、太快，应小口小口地喝。不建议您使用吸管喝水或其他液体物质，因为这样容易导致您咽下过多空气，引起腹胀。

（3）用餐环境方面。营造放松、舒适的进餐环境,因为进餐时精神紧张会影响消化。

（4）其他方面。生活中要学会调节压力,放松身心,过度紧张会导致您吸入过多的空气,您可以尝试深呼吸进行调节。避免久坐,建议您至少每半个小时放松自我,可以伸伸手臂、伸伸脖子、按摩按摩肚子。规律锻炼能促进您消化食物。希望在尝试这些后,能改善您放屁较多的情况。

（周云仙,阮佳音）

### 问题157:我该如何找到可能使自己放屁增多的食物?

您可能知道您对某种食物或其中所含的成分敏感或不耐受。如果您想找出引起自己腹胀和排气的食物,持续一两周记录饮食日记是有帮助的。写下您吃的和喝的所有东西,以及吃下去、喝下去后您的感受。尝试在短时间内(4～6周)排除某种食物,看看放屁的症状是否有所好转。记住维持平衡饮食很重要,排除大量食物很可能意味着错过许多营养素。如果您想长期或广泛地限制饮食,请告知您的医生。

（周云仙,阮佳音）

### 问题158:外出聚餐时,我该如何饮食呢?

饮食是人们社会生活的重要组成部分。而对于您来说,外出饮食可能很有挑战。您可能担心吃了外面的食物会让自己不舒服,也可能担心外面食物的烹调方式并不适合自己等等。但是外出就餐并没有那么可怕,我们在此告诉您一些应对方法,希望对您有所帮助,让您能享受聚餐的美好时光。

每个人的饮食需要是不同的,但是无论您的需要是什么,要牢记当您到外面就餐时,确保您选择的餐馆满足您的需要和爱好。同时注意食物安全。食物中毒是令人不愉快的,因此确保食物卫生,思考外出在哪里吃或吃哪些东西是有必要的。

在聚餐前,您可以先在网上查询或电话咨询您意向餐馆的菜单,事先找出您认为比较适合您的菜类(重点关注烹调方式、食物种类等),并记录下来或提前订好这些菜。 这让您在外出饮食时"心中有底",并且更为自然与放松。而您就餐后觉得能够适应的这些餐馆的名字,您也可以记录下来,便于您下次就餐时更快地做出选择。

如果您没有提前了解餐馆信息,同样地,我们建议您要尽可能遵循平衡饮食原则来选择食物,避免选择会刺激肠道、加快食物通过的含咖啡因的饮品和酒类(也可能与您正常吃的药物发生反应,具体请咨询您的医生)以及可能让您腹胀的碳酸饮料。您可以选择水、不含糖分的绿茶、现榨果汁或无酒精饮料等。

避免高盐、高脂肪食物(如油炸食品),可以寻找简单蒸熟的食物。此外,餐馆的菜中有些食物或调料看似清淡,实则脂肪含量很高,您应该注意识别并尽可能避免。建议您把调味汁和酱与食物分开食用。同时根据最近饮食日记的情况选择合适的食物,避免

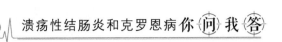

选择可能导致症状出现或加重的食物。如果您对食物的烹调方式或者菜中具体的添加成分（佐料等）并不了解，我们建议您询问餐馆服务人员，必要时根据自身需求提出烹调方法，千万不要不好意思。慢慢进餐，不要暴饮暴食。此外，建议您外出就餐时带点点心以防就餐餐馆可选择的食物种类很少。

如果平时计划外出就餐，希望您不要等到肚子很饿的时候再去。您可以在去之前，先吃一些有营养但又不至于太饱腹的食物。这样能避免您因为太饿，一下子吃入大量对自己身体不利的食物而导致不适。

（周云仙，阮佳音）

### 问题 159：节假日时，我该如何饮食呢?

节假日往往是朋友聚餐、家庭聚会的良好时机。为了您能更好地享受节假日的快乐，我们希望您考虑自己的疾病类型、病情等（详见问题 113 的相关内容），结合自己可能存在的饮食限制（详见问题 114 的相关内容）进行食物选择。尽可能坚持正常的饮食习惯，少量多餐，同时关注新摄入食物与症状的关系。如果您外出饮食，除了可以借鉴问题 158 的内容外，还可以带些自己了解的可以吃的食物，以便您更为轻松地应对。

（周云仙，阮佳音）

**问题 160：我喜欢吃比萨饼、冰淇淋、汉堡包等这类食物。得了炎症性肠病，我是不是完全不能再吃了？**

大家可能认为比萨饼、冰淇淋、汉堡包等这类食物完全不能吃了，因为它们不属于健康食物，事实并非完全如此。这些食物也含有一定的营养价值，如：比萨饼卡路里高，能提供热量；奶酪含钙、蛋白质、维生素 D；面包皮含维生素 B；冰淇淋含钙、蛋白质等。如果您一直有吃这类食物的习惯，一下子让您完全避免很可能影响您的生活质量和心理感受。但是这类食物所含的脂肪和盐过多，希望您能减少这类食物的摄入，尽可能避免它。当然偶尔食用这类食物也是允许的。请不要因为吃了这些食物而感到过度自责和担心。

（周云仙，阮佳音）

**问题 161：一位有经验的病友告诉我他不能吃某类食物，我是不是也应该避免吃这类食物呢？**

我们发现有些患者喜欢听取病友的饮食方式，尝试选择和限制某些食物。我们希望您能清楚，这样做对您的疾病是不利的。因为每个人的疾病类型、程度、对食物的耐受情况等是不一样的。适合别人的并不一定适合您。您应该自己摸索，找到自己适合和不耐受的食物。

（周云仙，阮佳音）

**问题 162：为了安全起见，我是不是应该尽量不吃一些可能有问题的食物，如牛奶？**

有些患者在没有依据的情况下过度限制饮食，而且不是具体某种食物，而是一大类食物。从短期来看，限制饮食能在一定程度上改善您的症状，但这不仅可能让您缺乏某种营养素，而且也很难长久坚持。希望您不要轻易限制食物，除非您很确定是这个食物引起了您的不适症状。如果您限制了某种食物，有必要用具有同类营养的食物来代替。例如：如果您限制了牛奶，可摄入含钙丰富的其他食物（如豆奶）。而且当您疾病得到缓解，没有腹痛、腹胀等不适时，您应该放宽食物的选择范围。如果您没有肠道狭窄等情况，则更应该放心地正常饮食。

（周云仙，阮佳音）

## 参考文献

[1] Brown AC, Rampertab SD, Mullin GE, et al. Existing dietary guidelines for Crohn's disease and ulcerative colitis[J]. Expert Rev Gastroenterol Hepatol, 2011, 5(3)：411-425.

[2] Cohen AB, Lee D, Long MD, et al. Dietary patterns and self-reported associations of diet with symptoms of inflammatory bowel disease[J]. Dig Dis Sci, 2013, 58(5)：1322-1328.

[3] Zhou Y, Ma X, Chen Y. Dietary practices of Chinese

patients with inflammatory bowel disease:a naturalistic inquiry[J]. Gastroenterol Nurs,2014,37(1): 60-69.

[4] 周云仙,陈焰. 炎症性肠病患者饮食调查与分析[J]. 中华护理杂志,2013,48(10): 914-916.

[5] 周云仙,应立英. 饮食与炎症性肠病关系的研究进展[J]. 护理与康复,2012,11(5): 424-426.

[6] 周云仙,应立英. 炎症性肠病患者饮食日记本的设计与应用[J]. 护理学杂志,2013,28(9): 8-10.

[7] 郑家驹. 炎症性肠病问题与解答[M]. 北京:人民卫生出版社,2012.

[8] www.crohnsandcolitis.ca

[9] www.crohnsandcolitis.org.uk

[10] www.Crohnsadvocate.com

[11] www.ccfa.org

[12] 周玮婧,孙智达. 鸡汤的营养成分及食疗功能研究进展[J]. 食品科技,2008,9: 261-264.

[13] 黄玉玲. 苏打饼干的生产[J]. 环球市场信息导报,2014,6: 85.

[14] 杨锦生. 灵芝主要化学成分及其药理作用研究述评[J]. 中华中医药学刊,2012,4: 906-907.

[15] 黎阳,张铁军,刘素香,等. 人参化学成分和药理研究进展[J]. 中草药, 2009, 40(1): 164.

[16] 李长安. 人参健脾汤治疗溃疡性结肠炎脾胃虚弱证 33 例[J]. 世界中医药,2012,7(2): 128-129.

[17] 孙彩华, 钱松洋. 中医膏方的组成与制作[J]. 中国药业, 2009, 22: 72-73.

[18] 郦金龙, 赵文婷, 王盼, 等. 蜂胶的研究应用进展[J]. 中国食物与营养, 2011, 17(6): 20-24.

[19] 邵华, 张玲琪, 李俊梅, 等. 铁皮石斛研究进展[J]. 中草药, 2004, 1: 113-116.

[20] 陈素红, 颜美秋, 吕圭源, 等. 铁皮石斛保健食品开发现状与进展[J]. 中国药学杂志, 2013, 19: 1625-1628.

[21] www.nacc.org.uk

[22] 阴文娅, 黄承钰, 冯靓. 不同种类食物中膳食纤维的测定[J]. 卫生研究, 2004, 33(3): 332-333.

[23] 扈晓杰, 韩冬, 李铎. 膳食纤维的定义、分析方法和摄入现状[J]. 中国食品学报, 2011, 11(3): 1331-36.

[24] 赵杰. 益生菌、益生元、合生元与炎症性肠病[J]. 肠外与肠内营养, 2014, 21(4): 251-256.

[25] 王萍, 张银波, 江大兰. 多不饱和脂肪酸的研究进展[J]. 中国油脂, 2008, 33(12): 42-46.

[26] Shadnoush M, Shaker Hosseini R, Mehrabi Y, et al. Probiotic yogurt affects pro- and anti-inflammatory factors in patients with inflammatory bowel disease[J]. Iran J Pharm Res, 2013, 12(4): 929-936.

[27] Lorea Baroja M, Kirjavainen PV, Hekmat S, et al. Antiinflammatory effects of probiotic yogurtin inflammatory bowel disease patients[J]. Clin Exp Immunol, 2007, 149(3): 470-479.

# 第五章
# 运动和生活

问题 163：我是克罗恩病患者，目前病情稳定，哪些运动适合像我这样的患者？

适当运动不但强身健体，而且有益于发泄不良情绪和树立信心。对青少年患者来说，假如在患上 IBD 之前您是很喜欢运动的，那么只要疾病处于缓解阶段，而且您自我感觉又不错，您依旧能和以前一样运动。年长患者则不宜进行过度运动。另外，建议不要剧烈运动（尤其是长期服用激素等治疗的患者，踢足球、摔跤等容易增加骨折风险）。当然，必要时还是需要咨询医生的意见和建议。

（练庆武）

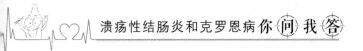

 **问题 164：免疫接种（疫苗）是什么东西？**

免疫接种，也就是大家俗称的打疫苗、防疫针或者预防接种等等，是指把疫苗（人工培育并经过处理的病菌、病毒等）接种在健康人的身体内，使人在不发病的情况下产生抗体，获得特异性免疫，预防常见的感染性疾病。所有人均应该按照计划进行免疫接种。例如，口服脊髓灰质炎活疫苗糖丸防止脊髓灰质炎（小儿麻痹症），接种卡介苗用来预防肺结核，种痘预防天花等。

（晁康，郅敏）

 **问题 165：炎症性肠病患者为什么要关注免疫接种（疫苗）？与正常人有什么不同？**

炎症性肠病患者本身存在免疫功能紊乱，且往往需要长期使用激素或免疫抑制剂（硫唑嘌呤、英孚利昔单抗、甲氨蝶呤等）治疗，而疾病本身的特殊性及药物使用均可能增加感染的风险，因此更应该重视免疫接种问题。如果您使用糖皮质激素（泼尼松、美卓乐等）大于 20 毫克/天，或使用生物制剂（英孚利昔单抗和阿达木单抗）及硫唑嘌呤、甲氨蝶呤、环孢素、他克莫司、环磷酰胺等免疫抑制类药物，那么您即被认为存在免疫功能不全。在这种情况下进行免疫接种就需要权衡利弊：一方面，免疫功能低下，容易合并感染，进行必要的、合理的免疫接种有助于预防感染的发生；另一方面，免疫功能低下时对疫苗产生的反应差，可能达不到预防感染的效果，且部分疫苗为活菌,可能感染免疫功能不全者。因此,目前多推荐在使用免疫抑制类药物之前全面了解免疫接种史,并进行必要的疫苗注射。

（晁康，郅敏）

 **问题166：炎症性肠病患者应该接受哪些免疫接种？**

如果您患有炎症性肠病，请在治疗前应尽可能告知医生您之前接种的疫苗种类。 您在治疗前应该已接受预防常见感染的疫苗，包括麻疹、水痘、白喉、百日咳、破伤风、脊髓灰质炎、甲肝、乙肝等，同时推荐接种灭活的流感疫苗、肺炎球菌疫苗及人乳头状瘤病毒疫苗（女性患者推荐）。使用免疫抑制剂或激素治疗时，应避免接种活疫苗（如麻腮风疫苗、口服脊髓灰质炎疫苗、黄热病疫苗、伤寒疫苗、水痘疫苗及卡介苗等）。同时，炎症性肠病患者在疫苗注射次数和种类方面可能不同于正常人，如乙肝疫苗可能需要多打1次等，因此您在需要注射疫苗前请告知您的医生，从而避免因不当注射造成不良事件，也为了取得更好的效果。

（晁康，郅敏）

 **问题167：那该在什么时候进行免疫接种呢？**

目前研究表明治,治疗炎症性肠病的主要药物（如上述免疫抑制类药物）的使用可能降低机体产生免疫抗体的滴度，降低疫苗的疗效，因此在使用这些药物之前最好进行免疫接种。建议，对于死疫苗，至少在用药之前2周接种；对于减毒活疫苗，至少在用药之

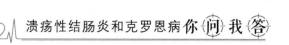
前 4 周接种。接受免疫抑制剂尤其是生物制剂治疗的儿童,最好在接受治疗前完成常规的计划免疫接种。而在免疫抑制类药物使用过程中突发情况需要注射疫苗,如被狗咬伤需注射狂犬疫苗或者发生需要注射破伤风疫苗等突发事件时,请及时告知您的医生以获得必要的指导。

(晁康,郅敏)

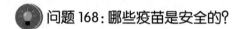 **问题 168:哪些疫苗是安全的?**

疫苗可分为活疫苗、死疫苗、类毒素疫苗、基因重组疫苗等。如果您患有炎症性肠病,尤其正在服用较大剂量免疫抑制类药物时,在注射疫苗前应咨询疫苗的种类,并向您的医生咨询意见。如麻腮风疫苗、口服脊髓灰质炎疫苗、黄热病疫苗、伤寒疫苗、水痘疫苗、卡介苗等属于活疫苗,建议在使用免疫抑制类药物之前进行接种,避免在使用免疫抑制类药物同时接种;狂犬疫苗、灭活的流感疫苗或肺炎球菌疫苗等死疫苗是相对安全的,但免疫抑制类药物的使用可能降低疫苗的效果。破伤风疫苗等属于类毒素疫苗,在免疫低下人群中相对安全。

(晁康,郅敏)

**问题 169:我在使用免疫抑制剂过程中,突然被狗或猫咬了怎么办?**

对于如不慎被狗、猫或者蝙蝠等动物咬伤或抓伤,在暴露于狂犬病毒后，如能立即接种疫苗并正确处理伤口，且同时注射狂犬病免疫球蛋白，几乎可百分之百地预防狂犬病的发生，即便是在高危暴露的情况下也是如此。如果暴露后预防过迟或未能正确完成，就有可能导致死亡，尤其当咬伤部位神经密布（如头、颈部）或多处受伤时。

因此，达到对于Ⅱ级暴露和Ⅲ级暴露的患者，需要尽快彻底清洗所有咬伤和抓伤处，用肥皂水或清水彻底冲洗伤口至少15分钟。如条件具备，应使用含碘制剂或类似的局部用杀病毒制剂涂抹伤口。随后迅速至当地疾病控制中心按狂犬病疫苗的处理流程进行全程五次的狂犬病疫苗注射（必须是同一厂家、同一产品），如当地选择四次接种方案，则需增加一次。如条件允许，在接种后2～4周应检测狂犬病毒中和抗体反应，以评估是否需要进行额外的疫苗接种。

且对所有发生Ⅲ级暴露者以及使用免疫抑制剂药物的Ⅱ级暴露者，应在进行狂犬疫苗注射的同时予以注射狂犬病免疫球蛋白。应优先选用人狂犬病免疫球蛋白（保质期约为21天），但该产品较昂贵且供应量有限。马狂犬病免疫球蛋白或动物源性抗血清等在人体内的清除速度较快，但其较易获得，且价格较低，但它们是异源性产品，有可能引起过敏反应（发生率为1/45000）。人狂犬病免疫球蛋白只需注射一次，并应在暴露后尽快注射（首剂疫苗接种7天后不宜再注射人狂犬病免疫球蛋白）。

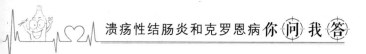

注：I级暴露：接触或喂养动物，或动物舔触完整皮肤。

II级暴露：动物轻咬裸露皮肤，或无出血的轻微抓伤或擦伤。

III级暴露：一处或多处穿透性皮肤咬伤或抓伤，或动物舔触处的黏膜被唾液污染，或动物舔触处的皮肤有破损，或暴露于蝙蝠。如条件允许，应将疑似患狂犬病的动物留置观察至少10天，或扑杀后获取标本用于实验室检查。

（晁康，郅敏）

### 问题170：我在使用免疫抑制剂过程中，需要打破伤风疫苗怎么办？

如果被不洁的尖锐物刺伤，伤口深而窄，出血少，那么通常需要打破伤风疫苗。典型的例子就是被泥土中生锈的钉子扎伤。破伤风杆菌是厌氧杆菌，在环境恶劣时可以形成芽孢而存活。破伤风一旦发病，死亡率极高。破伤风疫苗属于类毒素疫苗，在免疫低下人群中相对安全。目前，破伤风疫苗在炎症性肠病患者中研究的资料较少，其使用多借鉴风湿病免疫功能低下者的经验，如：不慎发生创伤后，如幼年接种过但已超过5年，则应加强注射1次破伤风疫苗；如不清楚是否注射过破伤风疫苗，则应同时注射破伤风抗毒素和破伤风疫苗各1次，以获得持久免疫。

（晁康，郅敏）

问题 171: 妊娠期女性注射疫苗有什么注意事项?

妊娠期女性接受疫苗注射一定要在医生的指导下进行，如果临床需要在妊娠期间行免疫接种，最好选择死疫苗，因为妊娠期使用活疫苗的安全性尚未明确。如妊娠期间可注射灭活的流感疫苗，产生的免疫球蛋白可通过胎盘过继免疫给胎儿并保持 6 个月。哺乳期女性进行疫苗注射一般是安全的（水痘疫苗除外）。

（晁康，郅敏）

问题 172: 炎症性肠病女性患者妊娠期间药物的使用对新生儿免疫接种的影响如何?

妊娠期间使用生物制剂（抗肿瘤坏死因子 α ，如类克）治疗的女性患者需要注意，这类药物可通过胎盘，因此，新生儿血清中可检测到该类药物，且持续时间最长可达 6 个月，因此，婴儿在出生 6 个月内如注射活疫苗易出现严重的感染。因此，妊娠期间接受过生物制剂等药物治疗的女性患者的婴儿在接种活菌疫苗时应慎重。其他药物的使用对新生儿免疫接种的影响尚不明确。

（晁康，郅敏）

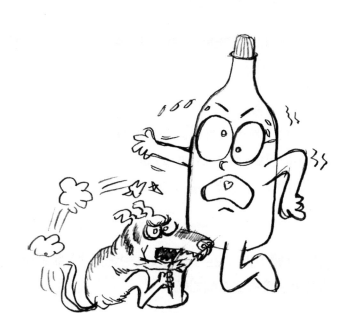

问题 173：关于养宠物与疫苗问题：IBD 患者可以打疫苗吗？可否养宠物？被宠物咬了怎么办？

　　IBD 患者经常接受免疫抑制剂或生物制剂的治疗，这些药物包括类固醇，免疫抑制剂（如硫唑嘌呤、6-巯基嘌呤和甲氨蝶呤）和生物制品（如英孚利昔单抗和阿达木单抗）。当您接受免疫抑制剂或生物制剂的治疗时，需要注意它们可能削弱您的免疫系统：一方面，这些药物的使用会导致您机会感染的风险增加，疫苗的接种可以预防这些感染；另一方面，由于它们可能削弱您的免疫系统，活疫苗（如卡介苗、麻疹、脊髓灰质炎、水痘、麻风及腮腺炎疫苗等）

接种在免疫抑制状态下通常是禁忌的，并且IBD母亲在孕6个月后接受英孚利昔单抗（类克）等生物制剂治疗后分娩的婴儿，在出生后6个月内也不能接种活疫苗。

您可以接种灭活菌制成的疫苗（灭活疫苗）。灭活疫苗对于处于免疫抑制状态的患者来说是安全的。这些疫苗包括甲肝疫苗、乙型脑炎疫苗、钩端螺旋体疫苗、狂犬病疫苗、灭活的伤寒和脊髓灰质炎疫苗等。然而，在免疫抑制状态下，机体对疫苗的免疫反应会变得迟钝，致使疫苗接种的效果下降，因此有些疫苗需要在使用免疫抑制剂治疗前进行接种（见表5-1）。

注射英孚利昔单抗2～4周后，才可进行预防性活疫苗注射。如果您已停用免疫抑制剂3个月，必要时可以注射部分活疫苗；如果您最近需要注射活疫苗且需要开始使用免疫抑制剂，建议您至少3周前开始注射活疫苗。

目前，没有文献认为饲养宠物会对炎症性肠病的病情与发病有影响，但部分患者可能对宠物的毛发及排泄物过敏，并且一旦被宠物咬伤需要注射灭活的狂犬病疫苗（VERO细胞纯化疫苗）。前面我们已经说了，在使用类固醇、免疫抑制剂和生物制品等IBD治疗药物时，您的免疫系统会被削弱，可能导致机体对疫苗的反应下降。因此，我们也不建议炎症性肠病患者饲养宠物。狂犬病死亡率高达100%，如果被宠物咬伤，我们仍然建议您及时注射狂犬病疫苗。

表 5-1    IBD 患者使用免疫抑制剂或生物制剂时疫苗使用的建议

| |
|---|
| **使用免疫抑制剂或生物制剂时,可继续常规接种的疫苗:** |
| 　灭活流感疫苗(三价灭活疫苗) |
| 　破伤风疫苗(白喉-百日咳-破伤风疫苗) |
| 　HPV(针对 6,11,16,18 型的四价疫苗) |
| 　脑膜炎球菌疫苗(MCV4 或 MPSV-4) |
| 　甲肝疫苗(单抗原疫苗部分甲型乙型联合疫苗) |
| 　乙肝疫苗 |
| **建议接种时间在使用免疫抑制剂或生物制剂之前的疫苗** |
| 　肺炎球菌疫苗(PCV13 或 PPSV23) |
| 　百日咳疫苗(as part of Tdap 或 DTaP) |
| **使用免疫抑制剂或生物制剂时禁忌接种的疫苗** |
| 　活疫苗或减毒活疫苗(鼻内流感疫苗) |
| 　水痘带状疱疹疫苗 |
| 　带状疱疹疫苗 |
| 　黄热病疫苗 |
| 　麻疹-流行性腮腺炎-风疹疫苗(MMR) |
| 　口服伤寒活疫苗 |
| 　天花疫苗 |
| 　结核卡介苗 |
| 　口服脊髓灰质炎活疫苗 |
| 　炭疽疫苗 |

(杜娟)

**问题 174:** 有炎症性肠病的,再患其他疾病怎么处理?比如感冒、发烧了怎么办? 用治疗这些病的药对炎症性肠病的病情有影响吗?

这个问题比较大,因为其他疾病的范围太广泛,很重要的一点是您需要告诉其他科的医生您有炎症性肠病，必要时须几个科室医生进行讨论会诊。如果是严重或复杂情况，可能需要多团队合作才能制订出好的治疗方案。大部分时候，炎症性肠病本身不会影响其他疾病的治疗，但是有时候病情可能较复杂，请与您的炎症性肠病主诊医师保持良好的联系。

### 问题175：眼睛红了怎么办？是并发症呢，还是其他原因？

炎症性肠病的肠外表现包括：皮肤黏膜表现（如口腔溃疡、结节性红斑和坏疽性脓皮病），关节损害（如外周关节炎、脊柱关节炎等），眼部病变（如虹膜炎、巩膜炎、葡萄膜炎等），肝胆疾病（如脂肪肝、原发性硬化性胆管炎、胆石症等），血栓栓塞性疾病等。

您的眼睛发红可能是炎症性肠病的肠外表现，需要先到眼科门诊就诊，进行相应的眼科检查后，明确病情与病因。

（杜娟）

### 问题176：炎症性肠病患者可以用抗生素吗？怎么对待抗生素？

由于炎症性肠病患者长期使用一些药物，包括类固醇、免疫抑制剂（如硫唑嘌呤、6-巯基嘌呤和甲氨蝶呤）和生物制品（如英孚利昔单抗和阿达木单抗），导致免疫系统被削弱，因此，一些免疫力低下时才会发生的机会感染的风险会有所增加,例如难辨梭状芽孢杆菌感染、巨细胞感染等。抗生素也会增加机会感染的风险,并且会导致肠道菌群紊乱,从而加重炎症性肠病病情。因此,抗生素仅用于有合并感染者。如有严重感染,除抗生素外,充分的脓肿引流和营养支持等也非常必要。您必须知道的一点是请千万不要在药店自行购买抗生素! 如有感染的可能,请到炎症性肠病专家门诊或消化科门诊就诊。

(杜娟)

 **问题177:炎症性肠病患者可否运动、上班、工作、学习?**

一般而言,缓解期时感觉良好的,您基本可以拥有正常的运动、工作、学习和生活,但是不定时的症状袭击,可能影响您的身体、自尊心和生活方式,让您感到筋疲力尽、不舒服,甚至很难堪。运动是必要的生活方式,而且一些有规律的体育锻炼可以帮助您保持肌肉和骨骼条件。 可以尝试将一些运动融入您的日常生活中,例如步行外出而不是开

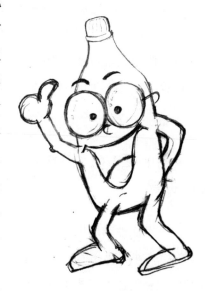

车,或用爬楼梯代替坐电梯。但是若因为剧烈运动产生腹痛、关节炎或其他症状,则建议调整运动量。适当运动不但强身健体,而且有益于发泄不良情绪和树立信心。工作、学习的同时仍需要劳逸结合,保证足够的休息(即便您没有任何不适)。您可以将病情告诉您周围的人,得到周围人的理解、支持和必要的、更好的突发应急帮助。但是当处于活动期需要住院治疗时,需要安排好时间,做好请假工作,并与医护人员做好沟通、交流。

(练庆武)

### 问题 178:炎症性肠病患者出门探亲、旅游的注意事项和如何应对突发情况?

由于炎症性肠病会不定时地干扰您的生活,尤其是外出时,例如频繁的腹泻可能是您的一大困扰,故您在出门探亲、旅游时,需要注意的事项和应对措施包括以下几个方面。

需要随身携带的物品有旅行装湿巾、软纸巾、干净内裤、塑料袋(装换下的内裤)、小包装消毒液、小镜子。留意周围卫生间所在的位置及相关便捷通道,以便出现腹泻时您能快速准确地找到卫生间。同时,可以找一个最不常用的卫生间,以保证您不会遭遇不必要的打扰。

需要随身携带足够的药物,造口术患者还需携带辅助用品(药物最好包括原包装,且独立装袋,如需冷藏则要随身带一个小冰袋),保证及时服药或更换辅料。在携带平时会用的药物的同时,

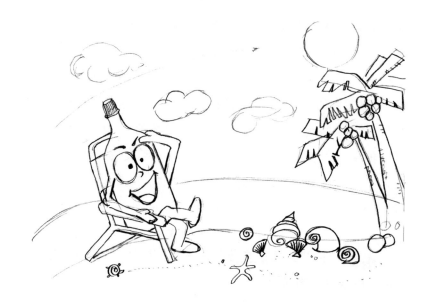

还可以带一些应急药物：止泻药（如盐酸洛哌丁胺、复方地芬诺酯），解痉药（如东莨菪碱、盐酸甲苯凡林），口服补液盐和止痛药（如对乙酰氨基酚）。然而，止泻药不作为推荐使用。

随身携带一份您的病情介绍［过敏史、诊断、治疗经过、目前用药（写通用名）及恢复情况，必要时可增加当地医生的建议和注意事项，若是出国，请做好翻译］，方便随行人员及当地医护人员了解您的病情。留意外出地附近的医院及药房（包括开放时间），以便应对突发事件。

注意饮食卫生及习惯，随身携带营养燕麦片等干粮及冷盘，注意营养搭配、水分补充等，带一把水果刀（用于削皮）和一次性餐具，避免食用不洁及平时不耐受的食物，且保证充足的休息。

　　如果您正在服用炎症性肠病免疫抑制药物（包括硫唑嘌呤、甲氨蝶呤等），那么任何一种药物都会让您的皮肤对太阳更为敏感，并可增加患皮肤癌的风险。您应该使用一个高防晒系数的防晒霜（防晒系数 30 或以上）。

　　长途旅行应避免深静脉血栓的形成。炎症性肠病患者体内的高凝状态有增加血栓形成的风险。飞机长途飞行长达 4 个多小时，被认为更可能导致血凝块的形成，而长途汽车、公共汽车或火车旅行同样存在危险。您可以注意以下事项，减少在旅途中的风险：①穿着宽松舒适的衣服；②多喝水，但避免酒精和含咖啡因的饮料；③避免吸烟；④经常旋转您的脚踝，弯曲您的小腿肌肉；⑤经常深呼吸；⑥定期在飞机、火车车厢、船舱中、巴士和汽车内走动；⑦穿着旅行压缩袜/袜子。

　　必要时，在出行前（尤其是在长假、正在使用注射药物时或灌肠等治疗期间）咨询对您病情了解的医护人员，他们也许可以提供比较合理的建议，例如：您若到某些疫源地，需要提前注射哪些疫苗。

（练庆武）

## 参考文献

[1] Long MD, Gulati A, Wohl D, et al. Immunizations in pediatric and adult patients with inflammatory bowel disease: A practical case-based approach. Inflamm Bowel Dis, 2015, May 11. [Epub ahead of print]

[2] Malhi G, Rumman A, Thanabalan R, et al. Vaccination in inflammatory bowel disease patients: Attitudes, knowledge, and uptake. J Crohns Colitis, 2015, 9(6): 439-444.

[3] Nguyen DL, Nguyen ET, Bechtold ML. Effect of immuno-suppressive therapies for the treatment of inflammatory bowel disease on response to routine vaccinations: A meta-analysis. Dig Dis Sci, 2015, Mar 22. [Epub ahead of print]

[4] Desalermos AP, Farraye FA, Wasan SK.Vaccinating the inflammatory bowel disease patient. Expert Rev Gastroenterol Hepatol, 2015, 9(1): 91-102.

[5] Magro F, Abreu C. Immunisations in Crohn's disease: Who? why? what? when? Best Pract Res Clin Gastroenterol, 2014, 28(3): 485-496.

[6] http://www.cdc.gov/rabies/specific_groups/doctors/vacci-nation_precautions.html

[7] http://nip.chinacdc.cn

[8] http://www.cnvax.com/t/6991

[9] http://www.who.int/immunization/Rabies_slides_Aug_2010.pdf

# 第六章
# 特殊情况下的注意事项
# （生育相关）

克罗恩病及溃疡性结肠炎以 15～35 岁为高发年龄段，很多患者在确诊和治疗时恰逢最佳生育年龄，对于每一位育龄期男性或女性，完成生育是一生中非常重要的部分。那么，到底炎症性肠病和治疗炎症性肠病的药物对患者的生育是否存在影响呢？炎症性肠病本身以及它的活动情况、用药情况和手术治疗方案是否会影响患者的生育过程及怀孕结局呢？本章节主要为大家介绍相关内容。

### 问题 179：炎症性肠病患者应该因为患病而选择放弃生育吗？

有些炎症性肠病患者因担心疾病会导致生育能力下降、疾病遗传后代、怀孕造成疾病活动及使用治疗炎症性肠病的药物对胎儿产生不良影响等，所以主动放弃生育。欧美国家的研究提示，

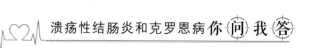

18% 的克罗恩病患者及 14% 的溃疡性结肠炎患者选择主动放弃生育。而在正常人群中，仅 6.2% 的人主动放弃生育。这表明，炎症性肠病患者选择放弃生育的比率明显高于正常人群。但真正的调查结果却显示，这些炎症性肠病患者的生育能力与正常人群是相似的。我国也有医学报道，女性患者在医生的指导下通常选择疾病处于缓解期时生育，这些患者最终未出现不良生育结局，都生产下了健康的婴儿且未发生妊娠并发症。另外，炎症性肠病对男性患者的生育影响更小，通常不影响患者的生育能力，在准备生育前及时与治疗医生沟通，必要时及时调整治疗方案就可以了，无须过度担心而放弃生育。因此，对疾病会遗传及用药会导致不良生育结局的担忧并无明确的医学证据支持，炎症性肠病患者不应因此而放弃生育的机会。

（杨庆帆，郅敏）

### 问题 180：女性炎症性肠病患者怀孕时能不能用药？

许多患者担心炎症性肠病的治疗药物将对妊娠产生不良影响，如炎症性肠病的治疗药物——沙利度胺，它的确存在导致胎儿畸形的风险。目前，医学界对孕期炎症性肠病治疗药物的使用及选择存在争议，但国外的研究发现患者常常高估了孕期使用药物的副作用，也就是孕期的药物造成的危害并不如想象中的大。

其实在怀孕期间，如果疾病处于活动期，此时不用药物控制反而更有可能增加妊娠的风险。因此，最好能在准备怀孕前和医生沟通，使得炎症性肠病在怀孕前达到缓解，怀孕期间可以采用目前被认可的比较安全的药物维持疾病缓解。如果怀孕过程中出现疾病活动，那么药物治疗则是必要的，也是对孕妇及胎儿的最佳选择，因为在这种情况，必须暂时先不考虑药物的副作用问题，将疾病及时控制住。

欧洲克罗恩病和结肠炎组织公布的炎症性肠病孕期用药指南指出，美沙拉嗪及生物制剂在孕期中使用较为安全（详细见表6-1）。此外，我们在表6-2中详细列出了各种药物在哺乳期使用的安全性。有些研究长期随访了怀孕时曾暴露于生物制剂和免疫抑制剂的儿童，这些儿童在免疫功能、生长速度及大脑发育方面与正常儿童相似，并不会因为母亲使用了炎症性肠病的治疗药物而对儿童的健康产生影响。因此，怀孕期间使用炎症性肠病治疗药物会导致不良结局的可能性被高估了，对于孕期需要药物治疗的患者，还是应该适当给予药物治疗。对于男性，由于柳氮磺胺吡啶、沙利度胺和甲氨蝶呤会影响精子质量，因此在准备受精前的3个月需要停用这些药物。

鉴于中国的特殊国情，您必须就在孕期使用的药物和您的专科医生仔细讨论其安全性，本资料仅作参考。

（杨庆帆，郐敏）

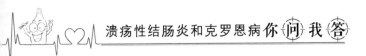

表 6-1　炎症性肠病治疗药物在孕期使用的安全性（仅供参考）

| 孕期可相对安全使用 | 孕期使用比较安全 | 孕期禁止使用 |
| --- | --- | --- |
| 口服 5-氨基水杨酸 | 英夫利昔单抗 | 甲氨蝶呤 |
| 局部使用 5-氨基水杨酸 | 阿达木单抗 | 沙利度胺 |
| 柳氮磺胺吡啶 | 赛妥珠单抗 | |
| 糖皮质激素 | 他克莫司 | |
| 硫唑嘌呤 | 布地奈德 | |
| 6-巯基嘌呤 | | |

表 6-2　炎症性肠病治疗药物在哺乳期使用的安全性

| 哺乳期可安全使用 | 哺乳期使用较为安全 | 哺乳期使用的安全性未知 | 哺乳期禁忌使用 |
| --- | --- | --- | --- |
| 5-氨基水杨酸口服或灌肠治疗 | 英夫利昔单抗 | 甲硝唑 | 甲氨蝶呤 |
| 柳氮磺胺吡啶 | 阿达木单抗 | 悉复欢 | 沙利度胺 |
| | 赛妥珠单抗 | 布地奈德 | 环孢素 |
| | 硫唑嘌呤 | | |
| | 6-巯基嘌呤 | | |
| | 他克莫司 | | |

### 问题 181：怀孕时疾病处于活动期或手术治疗会导致不良的妊娠后果么？

国外的研究以及我国国内的大部分研究认为，疾病缓解期与活动期对不良妊娠结局的影响是相似的。而且，总体来说，炎症性肠病女性患者的生育结局与正常人相似。但是，怀孕时疾病处于活动期可能是导致妊娠期间疾病加重和出现妊娠并发症的影响因素。例如，处于疾病活动期的患者更容易早产，产出低体重儿，并且很多患者需要选择剖宫产。因此，在疾病活动期生育仍然有风险。患者应该要避免此时怀孕，最好在怀孕前将疾病控制为缓解期，怀孕过程中保持疾病缓解；如果孕期出现疾病活动，应按照需要给予药物治疗，必要时可以行手术治疗。国外的炎症性肠病治疗指南提出，孕期进行手术治疗是相对安全的，一般不增加患者发生妊娠并发症的风险。

（杨庆帆，邝敏）

**问题 182：我是一名克罗恩病女性患者，打算要孩子，需要注意些什么？是不是C 反应蛋白（CRP）、血沉等炎症指标好就可以了？**

若您是这样的患者，最关键的受孕条件应该是疾病能被很好地控制，也就是疾病处于缓解期。如果疾病处于活动期，那么怀孕的概率就会降低，此时即使怀孕了，大约 2/3 的患者在孕期中疾病会处于活动期，而这些患者中有 2/3 其疾病的活动程度会较以前加重，导致死胎、早产和自然流产的发生率明显增加。如果更不幸在孕期中由于疾病恶化而需要手术治疗，那么胎儿遇到的危险就更大了。所以前提首先是将疾病控制在缓解期。

克罗恩病的缓解期，我们常常指临床缓解期，包括临床症状消失（无腹痛、腹泻等）、实验室炎症指标（包括 CRP、血沉等）正常、内镜下黏膜愈合（无溃疡等）及影像学检查疾病无活动（如小肠CT、MRI 等），而不仅仅是指血化验正常。

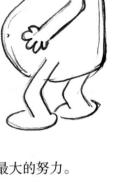

还有非常重要的一点是，如果您正在使用甲氨蝶呤和沙利度胺（反应停）这两种明确可以导致胎儿畸形的药物，那么必须停用 3 个月以上才可以受孕。

总之，请务必与您的主诊医师讨论您准备怀孕的事情，这样您的医师可以指导您进行具体用药的调节，为生一个健康宝宝做最大的努力。

（王小英）

### 问题 183：我现在怀孕了，怕药物影响胎儿，就停用了所有药物，请问这样可以吗？

目前的研究证据显示，疾病的活动对胎儿的不利影响比大多数药物明显，所以不建议停用药物。但是孕期的药物使用需要您的专科医师指导。

对于美沙拉嗪，目前认为 3 克/天的剂量是相对安全的；而对于柳氮磺胺吡啶，由于它会影响叶酸的吸收，需同时补充大剂量的叶酸，因此最好改为使用美沙拉嗪。

一般来说，在孕期应用比较多的激素类药物，被认为是相对安全的。虽然曾认为泼尼松龙在妊娠前3个月使用有致腭裂的可能，但最近的大规模研究又不支持这样的结论。如果孕后期使用较大剂量激素可能导致新生儿肾上腺功能不全，需要儿科医师检查。有关布地奈德在孕期的研究结果也比较有限。

硫唑嘌呤及6-MP是一类常用的免疫抑制剂。关于这类药物在孕期的使用尚有争论。多数研究认为，其虽然可以通过胎盘，但剂量小，不会增加新生儿畸形的风险，因此一般不建议停用。但是由于这些药物会抑制免疫系统，导致免疫力下降，使胎儿面临感染风险，故您需与专科医师沟通，并权衡利弊。有些随机非对照研究认为，这类药物可能影响宝宝的免疫系统。如果是在服用甲氨蝶呤和沙利度胺（反应停）期间怀孕，那么应该毫不犹豫地终止妊娠。

英孚利昔单抗在孕早期是不通过胎盘的，因此相对安全。但是有研究认为英孚利昔单抗在孕中后期会通过胎盘，所以在孕中后期应尽量避免使用该药物。

（王小英）

### 问题184：我顺利生了孩子，现在在服用治疗克罗恩病的药物，我可以哺乳吗？

基于以往的研究，尽管在乳汁中可检测到低浓度的美沙拉嗪和激素，但仍认为这是相对安全的。尽管有医生不建议应用硫唑嘌呤，但在乳汁中检测不到或小样本研究称为只可检测到微量的

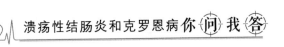

硫唑嘌呤代谢产物,这样的话,应用硫唑嘌呤的利远大于潜在的风险。糖皮质激素会低浓度地进入乳汁,可以在口服后 4 小时再哺乳。因为英孚利昔单抗不通过乳汁分泌,所以哺乳期可以安全应用。有关阿达木单抗的哺乳期应用的证据不足,暂不推荐应用。

(王小英)

⚫ **问题 185:男性患者的生育问题——什么时候可以生育,停不停药?**

大多数患者有正常的生育能力,但某些药物可能致男性患者的生育能力下降。如柳氮磺胺吡啶可以使男性患者的生育能力下降;但停用 3 个月后,生育能力可恢复正常。甲氨蝶呤也能够造成精子数量的减少,停药数月后可有改善。而关于硫唑嘌呤,目前认为可以不停用。目前,应用广泛的英孚利昔单抗可能影响精子质量,但在治疗结束后也会有所改善,目前难以鉴别是药物所致还是疾病活动所致。有国外研究经生物制剂(包括英孚利昔单抗和阿达木单抗)治疗 10 年的 IBD 父母患者,他们的宝宝出生缺陷与药物没有相关性。

(王小英)

⚫ **问题 186:担心自己的孩子也得这个疾病,对自己的孩子,如何更好地做好预防工作?**

对于女性而言,首先应该是将自己的疾病控制在缓解期再怀孕,才有可能生育健康的宝宝。在孕期需要多食用富含热量、维生素和矿物质的食物。如果您在孕期体重低或疾病处于活动期,则更需要增加能量,必要时需要咨询营养专家。另外,在孕前 12 周之前补充叶酸是非常重要的,尤其对有小肠病变的克罗恩病患者,常规推荐剂量是 400 微克/ 天。如果是服用柳氮磺胺吡啶或者小肠接受过切除术的患者,叶酸的需要量要增加到 2000 微克/ 天。如果是回肠末端被切除的患者,则还需要补充维生素$B_{12}$。如果您在服用激素,则需要增加钙剂避免骨质疏松。对在孕期的 IBD 女性患者而言,补铁更重要,推荐应用含铁的水剂,可以避免恶心。

在孕期,饮酒和吸烟会对胎儿造成严重的伤害,甚至会引起流产。另外,适当的体育锻炼对孕妇健康有帮助,且非常重要。一些温和的项目比较适合孕妇,如瑜伽、散步、游泳。

目前,虽然科学家们也未明确用哪种方法可以预防孩子得炎症性肠病,但是鉴于该疾病在发达国家更加常见,还有流行病学显示的一些调查结果,我们认为有些措施可能是有效的,比如:减少西式的生活方式(减少垃圾食物的摄入,减少各种商业饮料的摄入等),尽量母乳喂养孩子,少吃油炸食物,多吃有机食物,多吃蔬菜水果,减少不必要的抗生素的使用等。自古以来适应人类的天然的生活方式也许可以减少炎症性肠病的发生。

(王小英)

# 第七章
## 儿童和青少年问题

### 一、致儿童及青少年

问题 187：我得了克罗恩病，感觉压力很大，常常睡不好，我该怎么办？

对于一个患慢性疾病的孩子来说，要让他一直对疾病保持一种积极的态度几乎是不可能的。但是，保持积极的态度无疑是非常重要的。各种研究及证据表明，紧张和抑郁会加速疾病的复发。甚至有些 IBD 患者说，当他焦虑或绝望时，他能预见疾病的复发。对您来说，与您的朋友谈论您的疾病确实非常难。您有时会觉得被孤立，感到孤独，感觉对这个诊断很生气，这些都是正常的反应。您的情绪会影响您对疼痛的感觉。如果您感觉郁闷，您就会觉得疼痛的部位更痛；如果您很开心、乐观，疼痛也就不会这么厉害了。

抑郁的表现包括疲乏、伤心、睡眠习惯的改变、不想参加平常的活动、经常生气或大哭、感觉孤独和绝望、想自杀等。

抑郁是一种疾病，需要治疗。如果您有上述的表现，首先要做的最重要的事情是要跟您的医护人员讲。您还可以找精神科的医生，他们会帮助您一起渡过疾病难关。

您自己可以决定是否告诉班里同学或您的朋友。因为炎症性肠病很复杂，很难跟您的朋友解释，有些同学可能因此刁难您。所以，一开始您可以选择不告诉别人。如果您觉得您有好朋友，他会理解您的疾病并且帮助您，您也可以选择告诉他。

（陈洁，罗优优）

 **问题 188：这种疾病会不会影响我的身高？**

详见问题 193 的相关内容。

 **问题 189：什么治疗方法比较适合我？**

炎症性肠病病情复杂、变化多端，每个孩子的治疗方案（包括药物类型、剂量等）都不完全相同。即使同样症状的孩子，他们的治疗方案也不一定相同。所以，在整个诊治过程中，您的医生会根据疾病的情况来调整治疗方案。您所要做的就是积极配合医护人员的治疗，积极与爸爸妈妈、老师以及您的医生护士沟通您的想

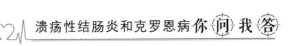

法,使您的就诊、治疗和学习生活更加顺畅。

（陈洁,罗优优）

**问题 190：因为经常肚子痛想上厕所，我有点害怕去公共场所（如剧院、超市、商场、车站等）、去旅游或去学校，怎么办?**

不要紧，只要您提前做一些准备，您的害怕就是多余的。只要您在出发前带好卫生纸；到公共场所后，第一时间找到厕所在哪里；多带几条内裤。在学校，在任何时候（如：老师在上课或者是在批评你们的时候），如果有不舒服或想上厕所，应当马上跟老师说。因为您疾病的关系，老师不会因为这件事而批评您，请大胆去做吧！

（陈洁,罗优优）

**问题 191：我可以参加体育运动吗?**

可以。炎症性肠病儿童应该尽可能地动起来。运动不仅可以增强体质，还能让您心情愉悦、睡得更香，有时候运动会让您有一定的成就感。如果疾病处于缓解期，您没有理由不运动，您可以尝试适当慢跑、游泳、打羽毛球、打乒乓球、跳绳等运动。但是，如果剧烈运动引起肚子痛、关节炎或其他不适，则适当限制运动强度还是有必要的。长期的激素治疗可能使您容易发生骨折，所以类似足球或掰手腕等运动请尽量不要参加。

（陈洁,罗优优）

## 二、致家长

 问题 192：作为家长，我做什么能让生活变得更好？

首先，您没有做错任何事情，您孩子的疾病不是您的过错。然而，您有可能因为孩子得了这个疾病而过度保护您的孩子，这是人的正常反应。在孩子的成长过程中，一定要培养他们对自己疾病治疗的责任心，如主动按时吃药、必要时找医生就诊等。当您的孩子体重开始下降或进食很少时，家长必须警惕。鼓励您的孩子大胆讲出与疾病及治疗相关的恐惧和顾虑。您和您的孩子需坦诚地与医护人员交流你们的想法。

（陈洁，罗优优）

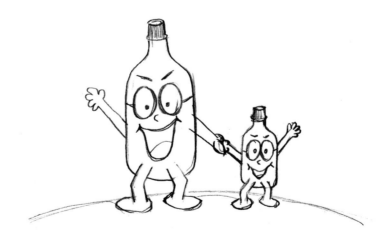

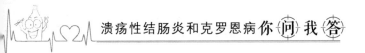

**问题 193: 我怎么知道我的孩子生长发育有问题?**

如果克罗恩病在您的孩子青春期前就开始发病,您的孩子就有可能出现生长迟缓。生长迟缓是指身高和体重达不到预期的目标。如果您的孩子比班级里的大部分同学都矮,如果您孩子的衣服穿了很长一段时间码子都没变,您就需要警惕了。医生会给您提供一个生长曲线图。您至少 6 个月做一次记录(或在医护人员帮助下做记录),将孩子的身高体重描画在图上。这张表可以体现您孩子的生长发育在同年龄儿童中的水平。做得好的家长常常是第一个发现儿童生长发育变化的人。生长迟缓的其他表现包括骨龄的发育迟缓,骨龄可以通过 X 线摄片来评估。如果您的孩子青春期开始得比其他同龄的孩子晚,也需要及时咨询内分泌科医生。

(陈洁,罗优优)

**问题 194: 青春期延迟是怎样的? 我的小孩是正常的吗?**

虽然有些孩子因为炎症性肠病而出现青春期延迟,但大部分青少年会正常发育。如果女孩 13 周岁、男孩 15 周岁仍未发育,则需考虑青春期延迟,请及时至内分泌科就诊。

(陈洁,罗优优)

**问题195：怎样教育孩子独立处理疾病带来的麻烦？**

您需要学习各种方法，来使您患病的孩子生活得更好。如：鼓励孩子学会自己在公共场合找到最近的厕所；教育孩子在学校时若有不适及时找老师或校医；鼓励及监督孩子学会自己按时吃药和核对药物剂量；如果孩子有一段时间经常不想去学校或不想跟同学（好朋友）一起玩，需与孩子沟通，以及时发现孩子的心理问题。

（陈洁，罗优优）

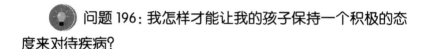 **问题196：我怎样才能让我的孩子保持一个积极的态度来对待疾病？**

1. 预约好炎症性肠病的门诊时间，定期到门诊复查。

炎症性肠病是一种慢性疾病，所以它会成为您和您孩子生活的一部分。随着你们一次又一次的常规复诊，您和您的孩子对炎症性肠病会有越来越深的了解。即使您的孩子在药物控制下无任何不适，仍需每隔3～4个月到炎症性肠病门诊复诊。

2. 鼓励您的孩子在门诊复诊期间说出自己的感受、症状，鼓励他们多向医生提出自己的疑问。

您的孩子需要知道他应该对自己的健康负责。父母亲的爱、支持和鼓励是非常有用的，但是让他自己学会独立处理自己的事情对他的成长和健康都非常有帮助。

3. 在门诊复诊时，仔细听取您孩子的讲话，包括他们对疾病的理解,对药物名、药物剂量及药物的副作用等的掌握情况。

随着孩子的长大,他们的理解力也在加强。在这个过程中,您的孩子可能会对某些方面存在一些误解,包括对疾病的了解、药物的服用方法、剂量等。只有让他们自己说出来,您才能真正了解他究竟对炎症性肠病知道多少。这样也能避免治疗过程中不必要的错误。

(陈洁,罗优优)

### 问题 197: 我要向学校老师说明孩子的情况吗?

要。因为孩子的大部分时间是在学校度过的。所以,您需要向老师、学校管理者以及校医讲明您孩子疾病的具体情况。①您的孩子可能需要频繁地去厕所,所以这些解释会让您的孩子在学校的生活更加顺畅。校医也可以更容易帮助处理孩子有可能出现的新的病情变化。②这也可以帮忙解释为什么您的孩子经常不能去上课或需要住院。老师也会相应地根据孩子的情况提出补课建议或安排家庭作业。③及时与您的孩子、学校以及相关医护人员沟通来确定孩子的学习问题,甚至休学事宜。

(陈洁,罗优优)

### 问题 198: 我能做什么来帮助我的孩子读好书?

学校是孩子生活中的重要部分。学校是孩子接受教育及社交活动的场所。对于炎症性肠病孩子来说,学校生活还是具有一定挑战性的。这些挑战包括他的出勤率、由疾病带来的劳累、注意力的集中、经常想上厕所、隐私、药物副作用、家庭作业的完成以及对参加各种活动的顾虑等。我们的目标是正常出勤,参加想参加的活动,尽量使环境变得舒适,尽量使疾病不影响学习。对您的孩子来说,他可以选择告诉或不告诉同学他的疾病情况。即使同学都不知道他的病情,如果他设置了自己的生活目标或标准,那么也能缓解他在学校生活的部分压力。

您可以做些事情来帮助他:定好作息时间,确保他有充足的睡眠;鼓励多饮水,带个水壶去学校;鼓励他早点把作业做完,从而确保睡眠时间;优化饮食,保证他有充足的营养;尽量不要请假;在学期开始前先和老师、校医做好沟通,告知孩子的病情,并与老师一起做适当安排。

炎症性肠病是一种终身性的疾病,所以让孩子自己学习管理疾病所带来的麻烦是非常重要的。在疾病复发时,可能有几天需要请假,但是如果事先做好一定准备会使请假的天数减少。经常请假不仅会影响学习,还会使您的孩子感觉被孤立。可能会有几天,孩子自己感觉不舒服不想去学校,作为家长应该鼓励他们去上学。请多与学校沟通,为您的孩子制订最佳方案。

我们这里有些建议,您可以与学校沟通:允许任何时候去厕所,包括不用得到允许直接去厕所、任何时候都可以使用厕所、不需要有人陪着去厕所等;允许带水壶或点心去学校;允许迟到早退;允许参加课外活动;对于缺失的课业,找老师在适当时候补

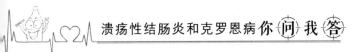

课；如果孩子在考试时去厕所，应适当延长他的考试时间，补上因上厕所缺失的时间；孩子如果因疾病的原因或看病的原因迟到或请假，不要批评他；学校应允许他参加远足，并请老师帮助在第一时间找到厕所；如果体育课准备的运动比较剧烈，请老师给您的孩子适当调整运动量；允许他带手机以便及时联系家长。

每个孩子的情况都不一样，并不是所有患有炎症性肠病的儿童都需要上述调整，请根据您孩子的自身情况，跟学校沟通协商后制订相应的学校生活计划。

（陈洁，罗优优）

# 第八章
# 生活习惯

## 一、吸烟与炎症性肠病发病

 问题 199：我得了溃疡性结肠炎，是不是吸烟引起的？

到目前为止，我们并不清楚溃疡性结肠炎的确切发病原因。但是，已有的部分调查表明，吸烟人群得溃疡性结肠炎的比例似乎比不吸烟人群低。有些吸烟的人戒烟后，得了溃疡性结肠炎。这表明吸烟可能能够降低正常人群得溃疡性结肠炎的风险。

当然，我们不能鼓励您用吸烟来治疗疾病，为了您整体健康，我们还是建议您不要吸烟。

**问题 200：我得了克罗恩病，是不是吸烟引起的？**

到目前为止，我们并不清楚克罗恩病的确切发病原因。有调查显示，近半数以上的成年克罗恩病患者在确诊克罗恩病时是吸烟者。这表明，与不吸烟者相比，吸烟者得克罗恩病的风险可能更高，而且这种风险似乎与吸烟者的性别有关——与男性吸烟者相比，女性吸烟者更可能得克罗恩病。

（阮佳音）

## 二、吸烟与炎症性肠病病情

**问题 201：我是溃疡性结肠炎患者，吸烟是怎样影响我的病情的？**

有些研究发现，吸烟的溃疡性结肠炎患者病情似乎较轻，这在男性吸烟患者中似乎更为明显。据报道，吸烟的溃疡性结肠炎患者似乎疾病复发次数更少，住院率更低，口服激素和免疫抑制剂治疗的需求和结肠手术的需求更低，手术后储袋炎的发生率更低，炎症累及全结肠的风险更低。但是，并不是所有研究都赞同该观点。而且

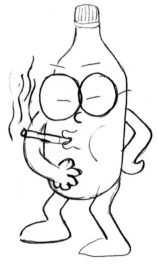

还有研究发现，溃疡性结肠炎患者吸烟似乎会增加患者关节和皮肤问题发生的风险。

因此，出于对您整体健康的考虑。还是建议您不要吸烟。

（阮佳音）

### 问题 202：我是克罗恩病患者，吸烟是怎样影响我的病情的?

许多研究表明，吸烟可能使克罗恩病病情加重。吸烟的克罗恩病患者可能发现自己的疾病症状（如腹痛、腹泻等）和并发症（如狭窄、瘘管、脓肿等）更为严重，疾病复发次数更多，需要更大的激素剂量和更强的药物（如免疫抑制剂、生物制剂等）来控制，而且可能药物疗效更差，更需要手术治疗（包括再次手术治疗）等。

吸烟对克罗恩病的影响似乎与患者的性别、疾病发生部位有关。有部分研究表明，与男性吸烟的克罗恩病患者相比，女性吸烟患者可能更需要手术治疗。研究也发现，吸烟的克罗恩病患者疾病部位更可能累及小肠，而不是结肠（大肠）。

（阮佳音）

### 问题 203：我是克罗恩病患者，每天只吸 3 支烟应该没影响吧?

无论您吸多少支烟，对克罗恩病病情似乎都不利。研究发现，

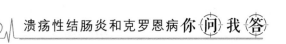

克罗恩病患者即使少量吸烟,其疾病活动次数也很可能仍比不吸烟的患者多,住院率也更高。吸烟量越大,对克罗恩病病情的不良影响也越大。对您来说,并不存在安全的吸烟数量。也就是说,即使您每天只吸 3 支烟也可能使病情加重,可能发生狭窄、穿孔、脓肿等情况,或可能需要手术治疗。因此,还是建议您不要吸烟。

(阮佳音)

### 问题 204:为什么吸烟对克罗恩病和溃疡性结肠炎的影响这么不同呢?

到目前为止,我们并不清楚吸烟对这两种疾病影响不同的具体原因。吸烟能够改变肠道运动、肠道血流动力学和黏液状态等。烟草中有许多物质可能与此有关。目前认为,尼古丁可能是产生这种影响的主要物质。关于尼古丁可能引起这类作用的机制存在一些可能的解释。有研究认为,与健康人群相比,溃疡性结肠炎患者左半结肠和直肠的黏膜层似乎更薄,而尼古丁有可能增加其厚度。同时,尼古丁对免疫系统具有抑制作用,也许能防止结肠炎症。也有研究指出,尼古丁释放的一氧化氮可以减慢结肠肌肉的活动性,降低患者频繁去厕所的需要,从而减轻症状。

(阮佳音)

### 三、被动吸烟与炎症性肠病

🔵 **问题 205：被动吸烟（吸二手烟）与我得溃疡性结肠炎及疾病的症状有关吗？**

到目前为止，我们并不清楚溃疡性结肠炎的确切发病原因。吸二手烟与得溃疡性结肠炎的关系尚存在争议，目前相关的讨论多与孩子有关。说得具体一点就是，孩子在童年时暴露在二手烟弥漫的环境中，长大后似乎不易得溃疡性结肠炎。

吸二手烟对溃疡性结肠炎本身的影响也存在争议。有人认为，吸二手烟对溃疡性结肠炎患者有利，但也有人指出吸二手烟会使溃疡性结肠炎患者更易出现结节性红斑等肠外表现。

考虑到二手烟中含有大量有害物质，即使短时间吸入都可能给您的健康造成危害，增加患肺癌、乳腺癌、冠心病等疾病的风险。因此，我们强烈建议您尽可能避开二手烟环境。

（阮佳音）

🔵 **问题 206：被动吸烟（吸二手烟）与我得克罗恩病及疾病的症状有关吗？**

到目前为止，我们并不清楚克罗恩病的确切发病原因。吸二手烟与得克罗恩病的关系也尚存在争议，目前相关的讨论多与孩子有关。说得具体一点就是，如果在胎儿期、宝宝刚出生时或者宝

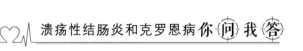

宝童年时经常暴露在二手烟弥漫的环境中,长大后似乎更可能得克罗恩病。

吸二手烟对克罗恩病本身的影响也存在争议。多数研究认为,吸二手烟对克罗恩病患者会产生不利影响。同时,考虑到二手烟中含有大量有害物质,不利于健康,即使短时间吸入都可能给您的健康造成危害,增加患肺癌、乳腺癌、冠心病等疾病的风险。因此,我们强烈建议您尽可能避开二手烟环境。

（阮佳音）

## 四、戒　烟

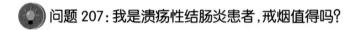 问题 207: 我是溃疡性结肠炎患者,戒烟值得吗?

非常值得。虽然继续吸烟或者开始吸烟可能有利于溃疡性结肠炎,这听起来很诱人,但并非所有关于吸烟与炎症性肠病的研究都得到与此一致的结论。而且吸烟会增加人们罹患癌症（如肺癌等）、心血管疾病、慢性支气管炎等疾病的风险。我们有很多药物能够较好地改善您的疾病状况,它不仅副作用小,而且治疗效果远好于吸烟带来的有利作用。戒烟能够改善您消化道的整体健康,也能给您带来其他健康益处。总之,考虑到吸烟的害处和所带来的风险远远超过吸烟对溃疡性结肠炎的有利作用,戒烟还是非常值得的。我们非常鼓励每一个人戒烟,无论您是否患有炎症性肠病。

（阮佳音）

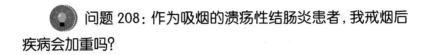 **问题 208：作为吸烟的溃疡性结肠炎患者，我戒烟后疾病会加重吗？**

烟草中的某些物质（如尼古丁）可能对溃疡性结肠炎有保护作用。因此，当您戒烟后，您的疾病可能加重，可能导致疾病更易复发和活动，更需要激素和免疫抑制剂（如硫唑嘌呤等）甚至住院治疗。如果您戒烟后出现这些情况，请不要惊慌。我们有较多药物能控制您的病情。药物治疗不仅较吸烟更能控制住病情，副作用也远远小于吸烟带给您的不利影响。如果您戒烟后，疾病复发，请及时就诊，医生会根据您的情况对您进行个体化治疗，帮助您控制疾病。

（阮佳音）

**问题 209：听说尼古丁能够治疗溃疡性结肠炎，我能使用这种方法吗？**

我们不建议您采用尼古丁治疗溃疡性结肠炎的方法，我们将从下面几个方面帮助您了解其中的原因。

（1）目前，尼古丁治疗溃疡性结肠炎仍以研究为主。现在主要的治疗方式包括尼古丁口香糖、尼古丁透皮贴、尼古丁灌肠剂。尼古丁能否治疗溃疡性结肠炎并不十分清楚。有一些研究认为，采用这种方式治疗活动期溃疡性结肠炎有一定效果；但也有一些研究在临床中采用尼古丁透皮贴片治疗溃疡性结肠炎，治疗效果却

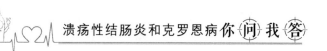

令人失望。

（2）从长期药物治疗角度考虑，使用常用药物（如美沙拉嗪）治疗溃疡性结肠炎较尼古丁更为有效。

（3）您在思考尼古丁治疗效果的同时，还应该考虑尼古丁治疗可能带来的上瘾、恶心、呕吐、头痛、皮炎等副作用，以及增加肺部疾病和心血管疾病发生风险的害处。

因此，我们不建议您使用尼古丁来治疗您的疾病。如果您有采用尼古丁治疗的意向，请务必告知您的医生。

（阮佳音）

 **问题 210：我是吸烟的克罗恩病患者，戒烟值得吗？**

非常值得。国内外的克罗恩病指南都强烈建议克罗恩病患者戒烟。戒烟是促进您健康的最有效方式之一。无论您吸烟多久、是否因克罗恩病动过手术，戒烟都能给您带来很多好处。戒烟除了能远离吸烟对健康的一般危害外，似乎还能够帮助您减轻疾病的严重程度，让您更少出现腹痛、腹泻等症状，让您的病情更为缓和，让您更少需要较强药物（如硫唑嘌呤）治疗，降低您需要再次手术的可能，更能让您得到较好的肠镜结果。如果您戒烟 1 年，疾病复发概率可能与从不吸烟的克罗恩病患者相似。一项研究表明，继续吸烟的克罗恩病患者疾病复发的风险是已戒烟患者的 2 倍。

戒烟对克罗恩病的有利效果出现得很快。一旦戒烟，您很快便能感受到它带给您的好处。也许您感到一下子完全戒烟很困难。没关系！据报道，哪怕只是减少您的吸烟量，对改善您的疾病症状都会有积极影响。您可能担心，戒烟对自己疾病的益处会不会随着时间的推移慢慢减弱。请您放心，目前研究认为，戒烟对克罗恩病的有益作用较为长久！如果您需要戒烟帮助，可与您的医生探讨这一问题。

（阮佳音）

### 🔘 问题 211: 我努力尝试戒烟，但发现很难，有没有什么方法能够帮助我戒烟?

的确，戒烟并不容易，这是一个身心接受挑战的过程。您可能出现失眠、烦躁、不耐烦、情绪低落等情况，这些都是正常的。国外很多炎症性肠病患者依靠意志力成功戒烟，为您做了很好的榜样。如果您发现仅凭自己的意志力很难成功戒烟时，请不要沮丧，我们还有很多方法能帮助您戒烟。您可以到各大医院的戒烟门诊就诊以获得专业指导，也可以在医生建议下采用一些辅助戒烟的药物。戒烟期间，希望您不要给自己太大压力，循序渐进。我们相信您能顺利戒烟！

（阮佳音）

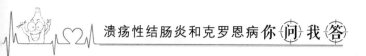

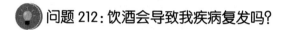

## 五、饮　酒

### 🔘 问题 212：饮酒会导致我疾病复发吗？

关于炎症性肠病患者饮酒方面的研究较少。2004 年的一项国外研究表明，饮酒会增加溃疡性结肠炎复发的风险。这可能与一些酒中的含硫化合物有关，而减少摄入量有可能可以降低您疾病复发的频率。

（阮佳音）

### 🔘 问题 213：我饮酒后会有不适吗？

关于炎症性肠病患者饮酒方面的研究较少。个人经验表明，饮酒后的反应存在个体差异。部分炎症性肠病患者似乎能够适度饮酒，但也有部分患者饮酒后出现腹胀、腹痛、腹泻等症状，或者加重已有的这些症状。我们的建议是当您处于疾病活动期时，请尽量避免饮酒。

（阮佳音）

### 🔘 问题 214：我需要限制饮酒吗？

即便是正常人，大量饮酒对肝脏、肠道、免疫功能也存在不利影响，所以我们不建议您无节制饮酒，尤其不建议您空腹饮酒。因为空腹饮酒后，酒精会较快地被吸收，更容易让您产生醉的感觉。

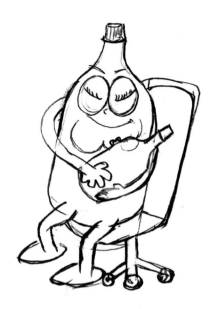

而且由于胃中没有食物，酒精更可能对您的胃造成较为直接的刺激，增加患胃炎、胃溃疡或加重这些疾病的可能。

（阮佳音）

 **问题 215：我在服药期间能够饮酒吗？**

如果您正在服用药物，而有部分药物可能对肝功能产生影响，饮酒可能加重这种影响或导致其产生不良反应。此时，我们不建议您饮酒，尤其是您正在服用某些药物如甲硝唑、甲氨蝶呤时。若您考虑饮酒，但对自己服用药物与饮酒间关系不清楚时，希望您能及时咨询您的医生。

（阮佳音）

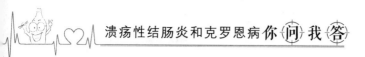

### 问题 216：当我疾病稳定时，选择哪种酒更合适呢？

选择酒时，可以参考酒的酒精含量、糖含量、添加剂（如含硫化合物）等信息。因为有调查表明，饮用这些物质含量较高的酒类更易引起您腹痛、腹泻等症状或加重已有的这些症状。这里的糖主要是指山梨醇、木糖醇、赤藻糖醇等。这些名词也许让您感到陌生。您在购买酒时，可参考酒瓶上贴有的商品所含成分，查看是否含有这些物质。基于这一原则选择的酒可能对您较为适合，当然您同时还需观察自己饮用后的身体耐受情况，个体化选择酒类。

（阮佳音）

### 问题 217：每天适度饮酒对我来说合适吗？

关于炎症性肠病患者饮酒方面的研究较少，涉及是否适合每天适度饮酒方面的研究则更少。有一项炎症性肠病患者每日饮用红酒（为期一周）的研究发现，适度饮用红酒对缓解期的炎症性肠病患者临床症状影响不明显，但可以增加患者的肠道通透性。该研究指出，长期每日适度饮用红酒可能增加炎症性肠病复发的风险。考虑到这项研究的意见，每天适度饮酒对炎症性肠病患者来说可能并不合适。但因这方面的科学证据较少，我们暂时无法给您非常肯定的回答。

（阮佳音）

## 六、压力管理

**问题 218：我感到压力大时，疾病似乎更严重。压力与炎症性肠病有关吗？**

压力是日常生活的一部分，没有人能够完全避免它。虽然压力并不是导致您得炎症性肠病的原因，但是生活中各种压力事件或焦虑、抑郁等精神状态会让您更易出现腹痛、腹泻、血便等症状或加重这些症状。

（阮佳音）

**问题 219：面对生活中的压力，我该怎样调节呢？**

生活中有很多的压力，尤其是在疾病复发的时候。您可能感到不安、沮丧，认为没人理解您，甚至感到手足无措。尽管如此，许多炎症性肠病患者仍能够正常地工作、学习、成家，过着充实的生活。我们希望您能更多地了解自己的病情。您越是了解它，就越能更好地协调处理压力，从而更精彩地生活。"吃得好，获得充分休息，学会放松"在一定程度上能帮助您度过充满压力的阶段。

面对压力，您应该努力找到原因，尽可能避免它。如果您发现这种压力无法避免时，建议您做些计划来更好地面对它。在平时的生活中，希望您每天给自己留一些放松时间。您可以做深呼吸、听音乐、看书报、写日记等，也可以到户外欣赏自然风光，进行适度锻

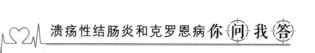

炼。散步、快走、慢跑、练瑜伽、打太极拳等都是很好的运动方式。

有时,您感到压力非常大。这个时候,您可以选择与您信任的人谈心,聊聊您的感受——向您最亲密的人敞开心扉、吐露想法,这样有助于您较好地调节情绪。如果您感到身边的人并不能很好地理解您,那么您可以加入"炎症性肠病病友组织",与病友沟通交流,获得来自病友的支持与鼓励,让您获得更多的理解。我们向您推荐"爱在延长"微信订阅号,这是您与病友沟通交流的很好的平台之一。

如果您采取了这些方式,压力仍得不到缓解,希望您能告知您的医生或炎症性肠病团队的其他成员。良好的支持性团队具有改善压力情况的作用。若有必要,我们建议您参加心理咨询,这对您缓解压力、调节心理有一定的帮助。

（阮佳音）

## 七、其　他

### ● 问题 220：得了炎症性肠病,我还能运动锻炼吗?

确诊炎症性肠病并不意味着您将放弃运动和休闲活动。

虽然部分炎症性肠病患者有时会感到不舒服,身体疲劳,担心需要频繁上厕所,以致不参加体育锻炼活动。但是,有些炎症性肠病患者尝试拥有自己喜欢的体育活动,部分患者的体育技能甚至达到了专业水平。如果您想保持运动锻炼,但是又很担心继续运

动锻炼是否安全,建议您询问您的医生,医生将根据您当时的健康
状况为您提供个体化建议。

如果您的身体能够承受,那么进行规律的体育锻炼是有帮助
的,因为它能帮助您的肌肉和骨骼维持良好状态。一种很好的锻
炼方式是尝试把活动锻炼融入您的日常生活习惯中。比如,选择
步行而不是坐车去超市,选择步行上楼而不是乘电梯上楼等。如
果您决定参与规律的锻炼,请询问您的医生,并与医生共同制订适
合您的锻炼计划。

（阮佳音）

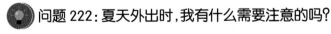 **问题221: 我容易忘记吃药。有没有什么方法能帮助
我记住按时吃药呢?**

坚持吃药对炎症性肠病的控制是非常重要的。但对有些患者
来说,记住按时吃药是个问题,尤其在疾病缓解的时候。我们希望
您能把吃药当成生活的一部分。您可以尝试这么做来帮助您记住
吃药:努力把吃药当成习惯,建议您每天在相同的时间吃药;用手
机设置闹钟提醒自己吃药;购买一个一周药盒,把每天要吃的药放
入其中,定时查看药盒,明确自己是否已经吃过药;把药名写在纸
上,并将纸贴在门上等醒目的地方提醒自己吃药这件事。

**问题222: 夏天外出时,我有什么需要注意的吗?**

夏天烈日炎炎,炎症性肠病患者外出前需要做好防晒工作。

如果您正在服用免疫抑制剂,如甲氨蝶呤、硫唑嘌呤等,这些药物会让您对太阳损伤皮肤的敏感性降低,增加您患皮肤疾病的可能。因此,您可以考虑涂抹有更高防晒系数的防晒霜(SPF 至少达 30)来保护皮肤。

(阮佳音)

## 参考文献

1. 中华人民共和国卫生部. 中国吸烟危害健康报告[M]. 北京:人民卫生出版社,2012.

2. 萧树东,许国铭. 中华胃肠病学[M]. 北京:人民卫生出版社,2008.

3. 郑家驹. 炎症性肠病问题与解答[M]. 北京:人民卫生出版社,2012.

4. Lawrance IC,Murray K,Batman B,et al.Crohn's disease and smoking: Is it ever too late to quit?[J]. J Crohns Colitis,2013,7(12):e665-e671.

5. Nunes T, Etchevers MJ, Merino O,et al. High smoking cessation rate in Crohn's disease patients after physician advice—the TABACROHN study[J]. J Crohns Colitis,2013,7(3):202-207.

6. Birrenbach T,Bocker U. Inflammatory bowel disease and smoking: A review of epidemiology,pathophysiology,and therapeutic implications[J]. Inflamm Bowel Dis,2004,10(6):848-859.

7. Bjarnason I. Alcohol: A friend or foe of IBD[J]. Scand J Gastroenterol,2007,42(8): 899-901.

8. Swanson GR, Sedghi S, Farhadi A,et al. Pattern of alcohol consumption and its effect on gastrointestinal symptoms in inflammatory bowel disease[J]. Alcohol,2010,44(3): 223-228.

9. Elsing C,Placke J,Herrmann T. Alcohol binging causes peliosis hepatis during azathioprine therapy in Crohn's disease[J].World J Gastroenterol,2007,13(34): 4646-4648.

10. Hey H,Schmedes A,Nielsen AA,et al. Effects of five different alcoholic drinks on patients with Crohn's disease[J]. Scand J Gastroenterol, 2007,42(8): 968-972.

11. Swanson GR,Tieu V,Shaikh M,et al. Is moderate red wine consumption safe in inactive inflammatory bowel disease?[J]. Digestion, 2011,84(3): 238-244.

12. MacDermott RP. Treatment of irritable bowel syndrome in outpatients with inflammatory bowel disease using a food and beverage intolerance,food and beverage avoidance diet[J]. Inflamm Bowel Dis,2007,13(1): 91-96.

13. Brown AC,Rampertab SD,Mullin GE. Existing dietary guidelines for Cohn's disease and ulcerative colitis[J]. Expert Rev Gastroenterol Hepatol,2011,5(3): 411-425.

14. Parkes GC,Whelan K,Lindsay JO. Smoking in inflammatory

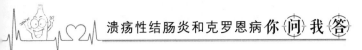

bowel disease:impact on disease course and insights into the aetiology of its effect[J]. J Crohns Colitis,2014,8(8): 717-725.

15. Jowett SL,Seal CJ,Pearce MS,et al. Influence of dietary factors on the clinical course of ulcerative colitis: A prospective cohort study[J]. Gut,2004,53: 1479-1484.

16. www.crohnsandcolitis.org.uk

17. www.Crohnsadvocate.com

# 第九章
# 心理问题

当您得知自己或家人患IBD后，心情可能非常不好。我们非常理解您的感受。但如何面对疾病、如何调节情绪也是非常重要的大事。病友阿中、一叶、飒、650、知蓉的话也许对您有帮助。接下来第九章和第十章，听听病友们都说些什么。

🔘 **问题 223：得病后，我心里非常苦闷，原来快乐的我不见了，我该怎么办？**

作为您的伙伴，这问题也曾让我非常苦闷。苦闷是非常正常的心理反应，也正是因为产生了苦闷，我们才会去主动思考该怎么办？ 经过长期的摸索实践，我们总结出了如下经验和体会：<u>认识它，接受它，不怕它，重视它，控制它</u>。

一是要认识它。炎症性肠病不是癌症，但它也不是普通的肠炎，它是一种需要终身治疗的慢性肠道疾病，如同高血压、糖尿病

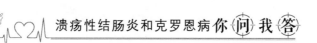

一样，只要规范治疗就对生命没有严重的威胁，但是一旦患上这种病，必须长期治疗。目前，虽然对炎症性肠病尚无根治的办法，但只要控制得好，我们照样可以正常地工作和生活，照样可以生儿育女。它对寿命也没有什么很大的影响。

二是要接受它。我们必须要认识到"自己生病了"，而且得的是一种需要终身治疗的慢性疾病。当你学会控制它后，你会觉得其实它像高血压、糖尿病一样，没什么好怕的。只是由于炎症性肠病（特别是克罗恩病）好发于我们这些年轻人，而我们没有面对这样挫折的经验，所以难以接受它。接受这样的一个事实的确需要时间，也需要家人的理解和支持，但在我看来，最重要的还是靠自己，这是我们人生的"马拉松"。

三是要不怕它。既然定性为慢性疾病，我们就可以这样理解，不是恶性的，是有药可用的，虽然目前没有办法治愈，但可以通过药物和其他治疗手段把它控制住。这其中的过程可能是艰难的、漫长的，但你会发现，只要你积极地面对，一切都会比想象的好，因为有很多专业医生在帮助我们。尤其是当今，有比较先进的医学技术，有优质稳定的药品保障，加上亲友的抚慰和社会的关爱，我们并不孤单。因此，伙伴们大可不必惧怕，惧怕只会加剧病情的发展。如今，各种癌症患者不计其数，他们大多能从容面对，快乐地生活，其长寿者也不在少数，有的还是名人名家，他们尚能如此，我们患的又不是癌症，有什么好怕的呢？

患炎症性肠病并不可怕，可怕的是对疾病的无知，是盲目瞎整、乱折腾，不听医嘱而把简单的事情弄复杂，导致病情的恶化。曾经给我确诊的医生就微笑着跟我说："以后就要和医院，和我们医生打一辈子的交道了。"

四是要重视它。虽然炎症性肠病不是癌症，但它也不同于常见的普通疾病，它是一种尚未被发现病因和如何治愈的疾病。我们精神上不要紧张恐惧，要尽可能放松心情，但思想上要重视它，不能麻痹大意，一旦有情况，要及时就医、果断处理。总之，我们不要嫌弃它，因为它已是我们人生的一部分，要用平常心对待它。我觉得炎症性肠病就像自家生养的一个非常调皮淘气，经常给我们惹麻烦、添烦恼的孩子，我们不能怂恿它，要用警戒之心关注它，两者并举，让它始终在你的掌控之中。

五是要控制它。在平时的生活中要细心，体察自身病情的发展变化，一旦有情况要及时与相关医生沟通联系，反馈情况，妥善处理，控制病情发展。在长期的生活实践中，我们深刻地体会到，要控制炎症性肠病，最重要的是要管理好自己。

总而言之，作为一名炎症性肠病患者，对自身所患的疾病要有一个客观正确的认识，从而勇敢地面对，并在生活实践中不断探索总结应对的方法，使自己的思想行为、精神状态、生活方式、饮食习惯、作息运动等方面始终保持在一个平稳理性的状态，确保自己的美好人生和幸福生活不受大的干扰，这才是应对疾病的根本之策。

（阿中，飒）

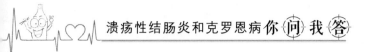

**问题 224：我自己总是调整不好心理状态，有什么好办法吗？**

炎症性肠病确实是个让人心烦的疾病，要是没有控制好，它就会时不时地来骚扰你，让你心神不定。我觉得伙伴们树立与炎症性肠病长期和平共处的自信心是关键，要相信自己有能力控制住它。很多伙伴一开始控制不好心态，各种情绪涌上心头，愤怒、挫折感、对未来担心等等，情绪低落，甚至丧失信心。这里，我建议伙伴们可以加入 QQ 患友群或者参加一些病友间的聚会，一是那里的群友和我们同病相怜，感受相同，容易沟通，可以抱团取暖，一起树立信心；二是大家可以相互传递最新资讯达到信息共享；三是通过群友们治疗缓解的实例，可以提升自己的信心；四是通过在群里帮助新进群友可以使心情愉悦。

（阿中，一叶）

**问题 225：当亲人被确诊为炎症性肠病后，我该怎样帮助他？**

目前来说，炎症性肠病是需要终身治疗的，它是一个漫长的过程，只要坚持正规治疗就会取得良好的治疗效果。

生了病最怕的是无知，而教育是最好的药物，所以最好与患者一起学习炎症性肠病方面的知识。这样，作为亲人，您就可以根据患者的性格特点给予更好的引导。一要引导患者对自己有信心，调整心态,不追求完美,要有平常心,鼓励患者多与亲人朋友沟通交流,提高心理承受能力。二要引导患者养成良好的生活起居习惯,保证休息的同时也要适量运动,使患者保持有充沛的体力,提高自身抗病能力。有些看似普通的感冒对炎症性肠病患者来说可不是什么好事。三要引导患者注意合适的饮食。良好的营养是治疗炎症性肠病的关键之一。 总的原则是少食多餐,保证营养的均衡。所吃的食物最好是高能量、优质蛋白质、低脂肪、低纤维少渣的。炎症性肠病患者大多缺乏叶酸,维生素A、B$_6$、D、K,钙、铁等多种营养素,应食用富含以上营养素的食物,要忌食刺激性食物(如烟、酒及辛辣等刺激性的食物)。可以帮助患者记录引起不适反应的食物,以后可以及时避免。其实,管好炎症性肠病患者的嘴很关键,患者需要很大的勇气和毅力。作为家人,要做的不仅是提醒,更多的是引导患者有这种意识,自觉地避免这类因素。四要引导患者遵医嘱,坚持治疗。炎症性肠病的病程、症状和反应个体差异还是比较大的,包括在用药的效果上也是,不能因为某些药效果不好或自我感觉无效就放弃治疗,特别是有些药物开始起效不是那么快,但规范使用后,后期效果却是非常好。其实,炎症性肠病的治疗方法与药物是很多的,要找到一种适合患者的治疗方法,只有遵医嘱,坚持治疗,并与医生多沟通、多反馈。

(阿中)

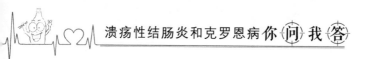

### 问题 226：作为一名炎症性肠病患者，我要怎么去面对生活？

在病友之间，大家非常喜欢一句话，那就是"精彩生活永相伴"。我们和正常人一样，有着美好生活的权利和能力。我们的目标是"与病和谐共处，带病精彩生活"。

但由于疾病，我们在生活中会遇到许多的问题，从最基本的吃到工作再到结婚生儿育女，都需要我们用勇气和智慧去面对，且会比正常人难一些，因为 IBD 本身就是一个很大的挑战。但在我看来，如果伙伴们连 IBD 都可以搞定，那么其他事情更是"小菜一碟"了。

生活中，我们遇到最多的尴尬就是饮食方面的问题了，经常会有亲朋好友约你，而我们在饮食方面会有较多的忌口。所以我的建议是可以跟比较亲近的人用"肠胃不太好"这样的字眼来形容自己的身体状态，以避免摄入会引起不适的食物。在身体允许的情况下，尽可能地融入社交圈，不要在心理上把自己归为"异类"而自我封闭。

在学习、工作、生活方面，也要保持积极乐观向上的心态，把自己当一个健康人，在自己的领域内正常运作。同时要避免过度操劳、心情起伏。

由于疾病本身的原因，有时我们非常容易陷入悲观的负面情绪，或是对手术的恐惧，或是对人生没信心等，而这种负面的情绪会加重我们的病情。我的建议是可以在低落阶段多看看励志的书籍,比如我个人比较喜欢看的有史铁生的《我与地坛》、于娟的《此生未完成》及凌志军的《重生手记》。他们都有一个共同点,在生病后,顽强与疾病共处。

最后送大家一句话:记住自己是一个患者,然后像一个健康人一样去享受生活!

(阿中,飒)

 **问题227:建立患友俱乐部的意义有哪些呢?**

绝大多数的炎症性肠病患者是年轻人,对我们来说,绚丽的人生才刚刚开始,我们在父母的羽翼下长大,根本谈不上有什么人生阅历,一下子让我们面对这样的现实,十有八九会被打趴下,一蹶不振。而患友俱乐部这个平台可以将我们这些年轻患者聚集在一起,大家一起积极地面对炎症性肠病,充分认识和了解炎症性肠病,积极配合医生治疗,积极管理自己,进而增强自我照顾的能力,获得心理上的支持。在现实的实践中,我们发现通过患友俱乐部可以实现一些医生做不到的事情。患友俱乐部既可以是一种很好的宣教方式,又可以是一种很好的心理引导方式,会潜移默化地教会患者如何面对疾病并正常生活。

建立俱乐部还有着更深远的意义,通过向社会呼吁,引起社会的关注,逐渐获得社会对患者群体的支持,改善患者的生活现状,包括我们的社会保障、医疗保障等。从社会学的角度来看,关注到炎症性肠病患者,就是关注到您自家的孩子,因为炎症性肠病的发

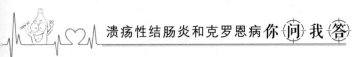

病率在我国正以 10 倍的速度逐年上升。除此之外，成立患友组织，实际上还可以推动对这个疾病的研究，这是我们患者最深切的一个期望，希望加快对炎症性肠病的研究，并且能够在攻克这个疾病方面有新的重大突破，以造福我们广大患者。

（阿中）

# 第十章
## 自我管理

### 一、入门篇

🔘 问题 228：在网上看到许多关于克罗恩病的说法，有的说得非常可怕，是真的吗？

首先，你可以放心，克罗恩病不是癌症，它是一种慢性的消化道炎症，只是因为开始发病时往往不易被发现，所以容易错过治疗，时间久了就会造成并发症，而这些并发症如果严重的话，确实是会对生命带来威胁，或是对日后的生活产生很大的影响。

所以只要控制好克罗恩病，坚持治疗，就可以减少并发症的发生，和正常人一样生活。并且可以告诉你的是，根据数据研究，我们的生存寿命不会因为得了 IBD 而缩短，而是和正常人基本一样。

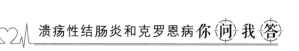

当然,极少数患者因为严重并发症是会影响到寿命的。

(阿中)

### 🔘 问题 229:除了去医院问医生,我还可以从哪里了解到可靠的IBD知识?

如今网络非常发达,但网络上的信息有时却是真假难分,你可以通过一些网络上的专业期刊找到你想要的一些知识,比如通过万方数据资源、CNKI 数字图书馆、维普资讯资源等搜索你想了解的关键词。你还可以通过手机微信关注与 IBD 相关的公众号或订阅号(向您推荐我们的"爱在延长"微信订阅号),里面会定期发布与 IBD 相关的信息。当然,你也可以去书店购买相关书籍学习(比如现在您在看的这本书)。

(阿中)

### 🔘 问题 230:看到药品说明书上的副作用,我感觉很害怕,怎么办?

俗话说"是药三分毒",但也可能就是因那三分毒对我们的疾病有治疗效果,比如硫唑嘌呤这种免疫抑制剂就是通过减少体内白细胞来达到控制病情的效果的。所以我们要根据疾病的情况来具体客观地分析,用药对我们来说是利大还是弊大,只要把握好这个原则,治疗的方向就不会有太大偏差。同时还可以寻找一些方法减少药物的副作用对我们的影响。最重要的是你需要找到专业的医师,和医师一起讨论合适的治疗方法,监测药物的副作用。

(阿中)

### 🔘 问题 231: 看到那些虽然不健康但非常好吃的东西,总是控制不住去吃,怎么办?

炎症性肠病发病位置是消化道,饮食将直接影响我们的疾病,所以保证食品的卫生和健康对我们来说意义重大。当然,如果在病情控制缓解的情况下,同时保证食品卫生,偶尔少量地吃一些类似炸鸡之类的不健康的食品,可以让我们心情愉悦,亦无大碍,但是一定要把握好度。特别是在病情不稳定的时候,切不可任性,否则最终伤的还是自己。我更希望的是通过你的努力自然地保持良好的养生习惯,戒烟戒酒,少食多餐,早睡早起,适当锻炼,保持心态,那才是真正的棒!

(阿中)

### 🔘 问题 232: 我很瘦,但医生总让我验许多的血液项目,这会对身体不好吗?

在病情不太好的时候,我们确实是要经常地去化验许多的血液项目,因为相对于做肠镜或 CT 来说,这样的检查对我们身体的损伤是非常微小的,同时也可以直接反映病情的趋势和严重程度,

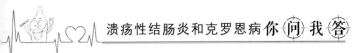 

对治疗方案有着极为重要的参考性，所以牺牲这一点点血液还是很有必要的。你不必担心每次抽好几管血会影响你的身体，因为我们人体的血液是在不断更新的，检查需要的血液不会很多，最多10~20毫升，几乎对身体没有影响，这和献血可不是一回事。

（阿中）

### 问题 233：每次的化验单上都有很多项目，哪些是我要特别关注的？

我们 IBD 患者要特别关注的指标有以下这些。

（1）血液项目有：血常规中的白细胞、CRP（C反应蛋白）、ESR（血沉）、中性粒细胞、红细胞计数、血小板计数；血生化中的总蛋白、谷丙转氨酶、肌酐。

（2）粪便项目有：粪便常规中的隐血、白细胞、寄生虫；粪便钙卫蛋白的检测结果可以直接反映 IBD 的炎症程度。

（3）尿常规中有：红细胞、尿蛋白、胆红素。

（650,阿中）

### 问题 234：做肠镜会不会很痛？我要注意些什么？

现在做肠镜有两种方法，一种是普通的，另一种是无痛的。前者多少会有些不适；后者是在全麻下进行的，所以不会有任何不适，只是会贵些。每个人的肠道情况不一样，医师技术水平也不同，因此不适的情况因人而异。我做过7次肠镜，都是普通的那种，而且现在的肠镜机器都很高级，医生的技术也非常精湛，只要掌握了正确的操作方法，肠镜检查可以做到无痛，只会有些不适而已，你完全没必要因为恐惧心理而主动放弃肠镜检查。

肠镜前的准备主要是肠道清洁，而清肠的方法也有很多种，具体的在做检查之前，医生或护士会发给你一张告知单，上面会告诉你安排肠镜的时间和清肠药物的使用方法。就我的经验来说，我们只要注意这几个方面就可以了。①可以提前2天就开始肠道准备，饮食清淡，吃些好消化、残渣少的食物，如豆腐和鱼等。②服用清肠药物一定要按说明来，直到排出水样便（呈清水或淡黄色，无粪渣），这很关键。③由于清肠和饮食的要求，过程中可能有低血糖的反应，你可以备几颗糖果救急。④在检查时放松心情，不要过于紧张，因为你放松了，肠子才会松弛，肠镜的异物反应也会减少，从而减少不适感。⑤检查过程中，为了便于进镜或看清肠腔的黏膜形态，医生有时需要向肠腔内注入少量空气以扩张或暴露肠腔，此时患者常感到腹胀，有想解大便的感觉，这很正常。当你感觉非常不适的时候，你可以做做深呼吸，让自己尽量地放松。⑥由于大肠总长度为1.5～2.0米，在腹腔里弯曲迂回且不固定，所以你要尽可能地配合医生做好翻身屏气等动作，以顺利地完成检查。⑦检查完后可能还会有些不适，主要表现为腹胀，那是因为肠镜检查过程中注入了一些空气，等屁放出后，不适感就会消失，不必恐慌。⑧肠镜后的饮食还是要慢慢来，千万别马上就大餐一顿，那可能让你更难过。

（阿中）

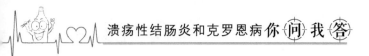

## 二、进阶篇

**问题 235：在治疗一段时间后病情有所缓解，下一步我要怎么办？**

当我们的病情得以控制，有所缓解时，千万不要掉以轻心，因为它还在那，只是在我们的努力下它变得老实了，所以还要继续维持治疗。当然，在这段时间里也要与你的主治医生保持联系，可以和他们商量你以后的计划，比如是不是可以外出旅行，计划生个健康的宝宝，对纤维化的狭窄进行择期手术，以及缓解期的药物调整等。

（阿中，650）

**问题 236：炎症性肠病患者的化验单上时常会有很多箭头，它一般反映什么？**

### 1. 血液项目

（1）白细胞（WBC）：也俗称白血球，是我们人体抵抗细菌入侵的屏障。如果白细胞增高了，说明 IBD 炎症高了；如果过低了，又会让我们的身体容易被细菌侵入。所以我们在服用美沙拉嗪和免疫抑制剂时要监测这个指标。

（2）C 反应蛋白（CRP）：在身体受到感染或组织损伤时，CRP

会上升得特别快。还有一种叫超敏C反应蛋白（hs-CRP）。它们都是监测 IBD 炎症状态的灵敏指标，当该指标过高时，应该遵医嘱使用抗生素治疗。

（3）血沉（ESR）：对于 IBD 患者来说，血沉加速（值高），表示病情复发和活跃；当病情缓解时，血沉也逐渐恢复到正常值。有病友根据自己的情况总结说血沉主要体现肠道炎症的范围，而 CRP 主要体现肠道炎症活动的程度。

（4）中性粒细胞（GRAN）：前面说白细胞是我们人体抵抗细菌入侵的屏障，其实在这个屏障中起到最大作用的是中性粒细胞，它是白细胞中的一种，占白细胞总数的 50%～70%。当我们人体受感染时，其比例会显著增高，但中性粒细胞在消灭细菌后，自身也常坏死，所以中性粒细胞过低比白细胞过低更值得我们关注。

（5）血红蛋白（HGB）：主要反映我们是否有贫血。IBD 患者由于肠道有炎症，一方面，肠道吸收不好会造成贫血；另一方面，也可能因肠道出血引起贫血。这时，可以配合化验大便的潜血情况来判断是不是肠道出血造成贫血，如出血严重必须尽快急诊。

（6）血小板（PLT）：它的高低也是反映 IBD 患者肠道出血情况和炎症情况的一种。硫唑嘌呤和美沙拉嗪类药物也会造成血小板减少。

（7）谷丙转氨酶：这是与肝功能有关的一个重要指标。由于 IBD 患者吃的很多药物的成分需要通过肝脏代谢，所以有时会引起肝脏功能的损伤。由于我们每个人的体质不同，所以肝脏对药

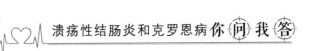

量的耐受也不一样。因此,我们要定期监控。一般情况下,药物引起的肝脏功能损伤在停药后就会恢复正常。

(8)血肌酐:它是一个与肾功能相关的重要指标。大家都知道,肾脏是尿液生成的地方,它可以把血液中不好的一些物质通过肾小球的过滤排出体外。而 IBD 患者吃的药物通过胃肠道吸收后都会进入血液中,由于这些成分会对肾脏功能有所影响,当肾小球滤过率下降到正常的 50% 以上时,血肌酐就开始迅速上升,因此当血肌酐明显高于正常值时,常表示肾功能已严重受损,所以我们要加以监控。

### 2. 粪便项目

(1)粪便常规:正常的粪便应为黄色段状软便,但有时也会受饮食、炎症等因素的影响产生一些形状及颜色的变化(如有些肠内营养制剂会造成粪便成深绿色),我们光凭肉眼并不能判断,这就需要一些专业的手段来检测大便情况是否正常,比如简单又方便的大便常规检测。这其中的隐血检测项目可以检查出大便中极少量甚至肉眼看不见的出血,化验单上"+"出现的个数表示出血情况的严重程度。"+"越多,出血情况越严重。此外,通过检测粪便的白细胞、寄生虫等,能了解消化道是否存在细菌感染、寄生虫感染等情况。

(2)粪便钙卫蛋白:是用于鉴别 IBS(肠易激综合征)与 IBD 的一项检测手段,也是检测 IBD 活动性的一项指标。由于标本直接来源于肠道,所以它的检测价值优于 CRP、血沉(ESR),且与肠镜检测有很好的相关性,能客观地反映肠道炎症情况。对 IBD 患者来说,钙卫蛋白指数较高,则提示病情活动;当钙卫蛋白指数较低时,则提示病情较为稳定。

### 3. 尿项目

尿常规:可以反映一些肾脏病变以及身体其他脏器影响尿液改变的疾病,如糖尿病、肝胆疾病等。IBD 患者在服用柳氮磺吡啶、免疫抑制剂等药物时,定期监控尿常规可以提早发现药物对身体产生的副作用。当尿常规里出现红细胞、尿蛋白或胆红素偏高时,要及时去医院就诊。

(阿中,知蓉)

## 问题 237: 使用硫唑嘌呤治疗后,我要怎么样监控我的血象?

炎症性肠病是由于免疫系统过度活跃造成消化道炎症所致的,所以我们可能使用抑制免疫系统的药物帮助控制疾病。比如硫唑嘌呤就是常用的一种免疫抑制剂,它通过减少体内白细胞来作用于疾病,由于起效需要大约 3 个月的时间,所以一般要维持原来的药物或者加量直到免疫抑制剂开始起效,再把原来的药物逐渐减完。平时常与激素配合使用,硫唑嘌呤一般从小剂量开始使用:使用后的第一周,您需要验一次血常规;第二周验一次血常规和肝肾功能;第三周、第四周,分别和第一周、第二周一样。这样的血液检查非常重要,硫唑嘌呤是通过减少体内白细胞来控制病情的,如果白细胞太低就会有感染的风险,一般情况在 $3.5×10^9$/L(升)以上是相对安全的;硫唑嘌呤通过肝脏分解代谢,故监测肝功能的血液检查也非常重要,可与肾功能和其他血液检查同时进行。然后慢慢增加药量,逐步达到适合你的有效剂量,中间可能还需要根据你的验血情况进行多次调整。当你的药物剂量稳定,血液检查正常时,就可以拉长验血的周期,具体验血时间请遵医嘱。

(阿中)

### 问题 238:有什么办法可以帮助减少药物的副作用,让白细胞、红细胞指标好一点?

如前所述,硫唑嘌呤是通过减少体内白细胞来控制病情的,而激素是会让白细胞上升的药物,当两者配合使用时,一般是激素慢慢减量,硫唑嘌呤慢慢增量,当激素减到一定程度时,白细胞就会下降得特别快,这时候我们就可以用一些副作用极小的药物或没有副作用的食物来帮助我们提高白细胞、红细胞值。药物方面,医生比较有经验,您可以遵医嘱。食物方面,可以用"五红水"(即取 15~30 克的红枣、红小豆、枸杞、红皮花生,加水煮开后,再加入适量红糖即可),一天喝一次。还有牛尾汤也可以有利于白细胞生长,平时还可以喝点绿豆汤排毒。除了食品,我们还可以拍打胆经促进排毒,捏手指上小太阳下第一个关节处也可以刺激白细胞的生长。适当的体育锻炼对我们的白细胞生长也有利。以上这些办法的关键是要坚持,不是一两次就能见效,当然最关键的还是加强平时的营养。

（阿中,650）

### 问题 239: 听说炎症性肠病的症状和用药的个体差异都比较大,我要怎样才能获得更好的疗效?

主观方面我们要做的:炎症性肠病的治疗是一个长期的过程,很可能是长伴一生的。在这么长的时间里,光被动地接受医生的治疗是远远不够的(毕竟一次就诊最多十几分钟,医生也不可能个个进行追踪随访)。所以自我管理就显得尤为重要,当然自我管理并不意味着我们就不需要医生指导,自己摸着石头过河。恰恰相反,我所理解的自我管理是"在医生的保驾护航下,自己照顾自己"。让自己从一个被动的接受者,转变为治疗过程中积极的参与者。

客观方面我们要做的:

（1）病情发展要心中有数,做好病历的整理,包括以往的肠镜、CT、磁共振（MRI）、血液等检查报告,特别是老患者建议最好有自己的病情概述当首页。如果可能的话,最好将 CRP、血沉、白细胞等关键检查指标的历次数据汇总在一张表上,这样方便医生和自己更快、更好地了解病情发展情况。其实,类似的记录还有很多,如记录日常的体温、体重、大便的次数及形态、不适的情况与程度、药物的吃法与剂量。

（2）按时服药,定期医学检查,改变膳食。可以做饮食日记,跟踪自己的饮食习惯,把每天的饮食情况记录下来,对照前一条看看有无相关性,筛选出易引起自己肠胃不适的食品。可以在食用某食品或饮料后,在表格上记录下相应的名称,然后隔段时间记录下是否有腹痛、腹泻、腹胀等症状。坚持一个月以后,可以基本得出哪些食物或饮品不耐受,把它们剔除出自己的食品清单。

（3）做到生活有常,劳逸结合,量力而行,建立和保持在工作、家庭、朋友中的新角色。缓解期的炎症性肠病患者完全可以正常地工作、学习、生活,而正常的社交活动也可以给患者带来正面的积极的影响。

（4）还可记录在每次发生情况时,医生是如何处理的,久而久之就能总结出适合你的治疗方法和规律。

（阿中,一叶）

### ⚫ 问题 240：有的伙伴在鼻饲治疗，插鼻胃管有危险吗？我可以自己尝试吗？

其实鼻饲没有想象的那么可怕,更多的是一种心理上的抗拒,当你在心理上接受它了,那么在执行上就会非常自然。因为与口服肠内营养比较,鼻饲肠内营养在执行力和对肠胃负担上要有更多的优势。一般情况下,插鼻胃管是由医生执行的。但在实践中我们发现,自己插比医生插得更顺利,因为自己可以感觉胃管所处的角度和位置,自己可以把握插入的时机并更好地做一些配合的吞咽动作。一般情况下,清醒状态下的人是不可能插到气管而没有反应的,所以完全可以自己尝试插胃管,而且应该鼓励自己插胃管。对那些很多药物都不能耐受的伙伴来说,这可能就是一种控制疾病的治疗方法。

具体插鼻胃管的方法如下。

### 1. 准备工作

（1）先将手洗干净,确保卫生这一条件很重要。

（2）备好鼻胃管、针筒、记号笔、纸胶布（3M的比较好,不过敏）、剪刀及一杯水。

（3）插管前可以试下两边鼻孔哪边比较通畅,以确定插哪个鼻孔。

（4）测量自己鼻胃管需要插入的长度。先将鼻胃管的头部（非接口的一端）从发际测至剑突（胸骨中间凹陷的软处）或从鼻尖测至耳垂再测至剑突,测量过程中请站直。测好后请记住鼻胃管上的刻度,如果没有,可以用笔或胶布做下记号,后面插管时基本就插到这个长度。

### 2. 插管步骤

（1）先喝一口水润滑下口腔和食管。

（2）让鼻胃管头朝下自然下垂,找到头端自然弯曲的方向。

（3）手拿在鼻胃管头端10厘米处,让自然弯曲的方向朝向自己。

（4）手持鼻胃管指向眉心处保持45°角,插入比较通气的鼻孔,速度要慢，如有不适可以保持或退一点，待不适反应不大时再慢慢插入。每个小伙伴的鼻腔情况有差异，只要慢慢找到通道，进入鼻咽部就成功了一半。

（5）反应最大的是咽部的会厌。鼻胃管过了鼻咽就进入了口咽部，这时喉咙会有很大的不适反应，可以喝一口水包在口腔里慢慢地、一点点地吞咽，在吞咽的同时，慢慢地推入鼻胃管，只要鼻胃管过了会厌就基本成功了。

（6）鼻胃管过了会厌后基本会是在食管，为了避免误入气管，可以继续一边喝水一边慢慢地插管，直到插至先前测量的刻度。

（7）为了确保鼻胃管已插到胃里，可以用准备好的针筒推一点空气至胃里，听听胃里有没有声音，或者用针筒抽一下，看有没有胃液可以抽出来。如果没有，估计还没有过胃上端的贲门，你可以试着再插深一点，直到可以抽出胃液，这样就成功了。

（阿中）

### 问题 241：我并发了肛周脓肿或肛瘘，我该怎么办？

肛周脓肿和肛瘘都是炎症性肠病常见的并发症。起初，伙伴们大多以为是痔疮，又由于其处在较私密的位置，让我们羞于启齿，甚至以为吃点消炎药或涂些药膏就会痊愈，所以常常会被延误治疗。面对炎症性肠病，我们还是要以积极的态度对待，所以当身体出现任何不适时，都要与你的专科医生联系，让他们给出建议，不要觉得难为情或不好意思。

除了遵医嘱外,这里也把我的经验分享给伙伴们。其实,肛周并发症的根源还是炎症性肠病在发作,所以有效地控制好炎症性肠病对预防和治疗肛周并发症有着非常重要的作用,我们不能捡了芝麻丢了西瓜。在平时要注意保持肛周部位的卫生,勤换内裤(尽量选择宽松透气的那种)。每次便后最好可以温开水坐浴15~20分钟,如果肛周稍有不适则可以在水中加些食盐后坐浴。另外,很多伙伴长期大便不成形,导致肛门括约肌得不到锻炼,所以养成提肛的习惯对我们也非常有利。

(阿中)

### 🔘 问题 242:加入炎症性肠病病友的大家庭,彼此相互鼓励、相互帮助对我们来说很重要吗?

人活着最怕的就是孤独,更别说对于一个身患炎症性肠病的人了,那种内心的孤独,那种孤军奋战的疲惫感,那种苦闷的心情,想必伙伴们都曾有过。当我们慢慢地从迷雾中走出来,我想我们应该更有能力和经验去帮助新加入的伙伴们,让他们更快、更好地面对疾病。在帮助他们的同时,我们自己也可以从中获益,你会见到更多、更复杂的情况,也会了解到更多、更好的办法。因为疾病在发展,治疗疾病的方式方法也在不停地更新发展。我们只要保持疾病的缓解,就一定会等到攻克炎症性肠病的那一天。

(阿中)

# 第十一章
# 生活质量

## 一、生活质量一般信息

问题243：我在看病的时候，医生和我说炎症性肠病管理的最终目标是提高生活质量。到底什么是生活质量呢？

生活质量是个体对生活中自认为重要部分的满意程度，是评估一个人生活得"好不好"的一个重要指标。生活质量包括一般生活质量和健康相关生活质量两部分。医生提到的生活质量一般是指健康相关生活质量，是指您对自身健康状况和健康对您日常生活影响的一个主观体验指标。

（周云仙）

问题244：为什么我需要特别关注生活质量？

炎症性肠病属于一种慢性疾病。很遗憾的是，到目前为止，仍然没有找到能够治愈它的方法。对于炎症性肠病，我们治疗的目标是通过给予适合您的治疗方案（个体化方案）来促进和维持您的疾病缓解，减少并发症，提高您的生活质量。

在患病过程中，您可能会遇到病情反复、情绪起伏、学业工作受影响等方面的问题。然而常规的各项临床化验检查（如血常规、肝功能等）很难评估、反映疾病对您日常生活的影响。但是，通过对您生活质量的评估，可以帮助我们更好地从您的角度了解您当前的整体健康状况，知晓您最近的日常生活中哪些方面（如工作、学习、业余爱好、社交、人际关系等）受到疾病的影响以及影响的程度等，为我们制订合理的治疗与护理方案提供信息。尤其当几种治疗方案对改善您病情的作用差不多时，我们会通过对生活质量的评估来选择最佳治疗方案（如保守治疗或手术治疗）。而且，最新研究发现，对生活质量进行系统监测可能可以预测疾病的复发。基于这些原因，关注生活质量对您来说就显得很有必要。

（周云仙）

 问题245：生活质量那么重要，医护人员是怎样了解我的生活质量呢？

目前，医护人员主要通过问卷调查、一对一访谈等方式来了解您的生活质量。生活质量主要的评估工具可以分为三大类。第一类为总体评价,即用一个问题来测量疾病对您不同领域影响的总和。比如在您就诊时,我们会让您用"差、一般、好"或用百分比来评估自己的健康状况对日常生活的影响。第二类为健康相关生活质量普适性量表,它通过更具体的问题对您进行全方位的评估,可用于多种疾病。常用的普适性量表有 SF-36 量表、疾病影响程度量表、世界卫生组织生存质量量表等。第三类为疾病特异健康相关的生活质量量表,如炎症性肠病问卷、炎症性肠病患者关注评分表等。比如您以画线的形式对炎症性肠病患者关注评分表做出回答,以提供您主要关注和担心的问题。这些生活质量量表评价可加深医护人员对您疾病感受的理解,并有助于我们提供相应的心理社会干预。

也许,您曾在就诊时受到医护人员的邀请填写某些问卷,或者您在以后就诊时可能会面对同样的请求,希望您能很好地配合,这能有助于我们了解您的疾病和病情给您生活带来的影响,与您一起更好地管理疾病。

(周云仙)

## 二、生活质量现状与影响因素

**问题 246:** 作为炎症性肠病患者,我们的生活质量是怎样的?

虽然得了炎症性肠病可能意味着您的生活质量比正常人差,

这在多数科学研究中得到了证实。而且如果您是克罗恩病患者，就可能意味着您的生活质量比溃疡性结肠炎患者的（除做过结肠切除术的患者外）更差，但与许多其他内科疾病患者的生活质量可能相似。听到这些消息也许会让您感到沮丧，但您需要知道的是这些情况受很多因素（如性别、心理状态、文化程度、疾病活动等）的影响，比如处于疾病活动期的克罗恩病患者生活质量较缓解期的差，以上情况并不能一概而论。希望您能与医生保持联系，积极配合治疗，保持良好心态，努力提高生活质量，拥有并享受充实而有意义的生活。

（周云仙）

 问题247：哪些因素可能影响我的生活质量呢？

得了炎症性肠病，您可能感到自责、悲观、失望等，您不愿意面对得病的事实，选择逃避，而这些消极应对疾病的方式很可能让您的生活质量下降（甚至是手术后的生活质量）。您可能也愿意正确地面对疾病，然而因为学历不高，您很难较为科学地认识有关疾病，也让您很难合理地管理疾病，从而影响您的生活质量。您可能愿意接受患病的现实，又拥有关于疾病较多的科学知识，然而疾病的发作让您的生活质量受到影响。也许，这些问题您都没有，可是日常生活中的各种压力让您感到内心烦恼（焦虑、抑郁、紧张等，可来自疾病或日常生活事件），这也可能影响您的生活质量。此外，如果您是女性患者，很遗憾，您的生活质量可能比男性患者要差

（具体原因尚不清楚）。

（周云仙）

**问题248：疾病活动对生活质量影响很大，我可以通过哪些方式控制病情、促进疾病缓解呢？**

您需要坚持治疗，不要擅自增减药物的剂量，定期随访复查，与医生建立良好的关系，加强沟通，学习疾病相关的科学知识，调节日常生活方式，不要过度劳累，与医护人员通力合作，共同控制病情。

（周云仙）

**问题249：是不是我得病时间越长，生活质量越差？**

目前，关于炎症性肠病患者长期生活质量方面的研究非常缺乏。仅有少数的研究表明，炎症性肠病患者患病时间越长，生活质量越好。这一发现让我们都很欣喜，也给了您很大的鼓励。但是也有的研究并不这么认为。如最近欧洲的一项调查发现，溃疡性结肠炎患者患病10年后的生活质量与一般人群差不多；而克罗恩病患者在生活质量的某些方面较一般人群略有下降，导致该现象的原因可能与患者疾病症状较多、使用激素、不工作、吸烟等有关。可见，对于您的这一问题，我们还无法给予非常肯定的回答，但已有的少量科学研究证据给您与我们提供了信心，也提醒了您主动了解疾病信息、积极配合治疗、学会疾病管理、控制病情等的重要性。

（周云仙）

### 三、炎症性肠病对日常生活的影响

 问题 250：炎症性肠病对我的日常生活可能产生哪些影响呢？

得了炎症性肠病，您可能因经受疾病带来的症状（如腹痛、腹泻、血便、消瘦等）而痛苦；也可能因疾病需要手术治疗、疾病带来的经济负担、服药后可能出现的副作用而害怕；也可能因患病影响您的婚恋而苦恼；有时可能因为疾病不得不减少工作量或请假，甚至换工作。尽管患病可能给您的日常生活带来一些不好的影响，但您也可以从中获得一些好的影响。您可能发现自己患病后更关注身体健康了，并且会选择采用健康的生活习惯（比如规律作息、健康饮食等）进行生活了；也可能发现患病后自己慢慢学会如何给自己减压了，对别人也更为友善，生活态度也更为乐观了等。虽然患病可能给您的生活带来一些我们都不愿意看到的消极影响，但我们希望您能积极面对患病事实，主动获取科学的疾病知识，与医护人员一起管理好自己的疾病，更好地拥有并享受疾病给生活带来的积极影响。

（周云仙）

 问题 251：我还能过正常的生活吗？

得了炎症性肠病，您可能担心自己因为经常疾病复发而难以

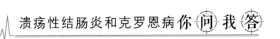
正常地生活。您的担心,我们非常理解。令人欣喜的是,有研究数据表明,在一年时间里,炎症性肠病患者复发时间大约为四周(包括病情从发作期转入缓解期的时间);剩下将近90%的时间,患者的病情处于缓解状态或其疾病程度很轻的状态。这意味着您除了可能需要吃药或手术治疗外,很可能较长时间不受疾病症状的干扰。即使疾病复发了,希望您也不要过度担心,我们会与您一起积极控制疾病。此外,历史上很多炎症性肠病患者也在努力和坚持下,在生活中取得了不错的成绩。可见,得了炎症性肠病,您一般仍可以正常地生活。

（周云仙）

## 问题252：我还能正常工作吗?

得了炎症性肠病,有时您可能因为症状加重(疾病复发时尤为明显)而需要请假休息或住院治疗。有时您可能因为多种原因(如体力不够等)不得不减少工作量或换工作。这些对工作可能产生的影响在您患病的第一年可能更为突出。尽管如此,有研究发现,炎症性肠病患者一年里(除了患病第一年)请假的次数与正常人群相比并没有较大的差别,大多数患者仍可以坚持工作。此外,在合适的情况下采用适当的方式告诉您的上司、同事您的患病情况,也许能够获得他们的理解和支持,并在实际工作中给您一些帮助。希望这些信息能够给您信心,帮助您更好地享受职业生涯。

（周云仙）

**问题 253：我还能正常学习吗？**

得了炎症性肠病，您仍可以正常学习。但是有的时候您可能因为疾病发作导致缺课，在一定程度上影响了您的学习成绩。为了尽可能减少疾病对您学习的影响，我们告诉您一些可能能够帮助您应对的方式。

当您到学校时，希望您能尽快熟悉校园环境，找到厕所的位置，为可能出现的突发情况（如急着要拉大便等）做好准备，同时了解学校食堂的食物种类。上学期间，希望您能安排好作息时间，平衡好学习与生活，努力做到劳逸结合。此外，获得良好的理解与支持对您完成学业非常重要，如果可能的话，希望您可以在合适的时间，采用合适的方式，尝试把患病事实告诉老师和室友们。希望这些信息能对您完成学习有所帮助。

（周云仙）

**问题 254：我还能享受性生活吗？**

有的患者担心性生活时会突然肚子痛、要上厕所，有的患者担心性生活时产生令人不愉快的气味（比如频繁放屁等），也有的患者担心性生活让自己疲劳，还有的患者的另一半可能怕性生活伤害患者而有所顾虑。尽管这些情况（可以同时存在）可能让您的性生活受到影响，但研究表明，多数患者仍可以享受性生活（尤其在疾病缓解期）。相信这一信息给了您鼓励与信心。

对于那些可能影响您性生活的担忧与顾虑，我们告诉您一些可能能够缓解的方式，帮助您拥有正常的性生活。如果可以的话，希望您尽可能把您的情况告诉您的另一半，对方对您的想法了解得越多，越能够更好地理解与帮助您。如果您仍然对性生活有顾虑或者采用其他方式很难得到较好改善时，建议您及时与您的医生沟通联系，获得专业指导，帮助您拥有正常的性生活。

（周云仙）

 **问题 255：得了炎症性肠病，我可以外出旅游吗？**

得了炎症性肠病，您仍然可以外出旅游。旅游是您放松自我的很好方式之一。您需要做一些准备，让自己更好地享受旅游时光。

旅游前，希望您能先告知您的医生。如果您是出国旅游，您可以先学习一些所要去的国家关于询问厕所在哪里的语句，以便询问。在购买机票时，请关注航空公司的规定，看能否提前预订座位，如果不能的话，建议您尽早办好登机手续。另外，关注自己购买的旅行保险是否含有炎症性肠病，这样可以让您的医疗花费做到心中有数。在准备行李时，确保携带足够的药物（建议可以多带一些，以防返程时间推迟等突发情况的出现），必要时记录下所带药物的外文名称（以便药物吃完或找不到时可以在旅游地购买）。同时，记得带上写有您疾病情况的病历本，以便出现突发情况时在当地就诊。乘飞机时，随身携带需要服用的药物，不建议托运，以免丢失。如果您担心飞机安全带指示灯亮起时，自己突然想上厕所，那么在飞机起飞之前，您可以选择与空乘服务员先打好招呼。当您到达目的地开始旅游时，如果担心在旅途过程中想上厕所，您可以早点起床吃早饭，这样您就可以有更多时间上厕所，确保上了厕所再出发。希望这些信息能够帮助您更好地旅行。

（周云仙）

### 四、可能让您不知所措的问题

**问题 256：我还这么年轻，得了炎症性肠病会不会影响我的寿命呢？**

希望您不要过度担忧这个问题。因为多数统计数据显示，炎症性肠病对您的寿命并没有特别的影响。2014 年发表的一篇基于欧洲对克罗恩病患者确诊后随访 20 年的研究结果也表明，该病对患者的寿命和因患癌症、心血管疾病导致死亡的概率与一般人群没有显著差异。此外，很多案例也表明，只要病情得到较好的控制，很多患者可以拥有充实而有意义的生活。为了让您的疾病得到较好的控制，希望您能与您的医生保持联系，定期交流，按时按量服用药物等，从而让您更好地享受生活。

（周云仙）

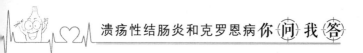

### ⚫ 问题 257: 不良的心理情绪会不会影响我的病情呢?

虽然我们并不清楚您的心理情绪与患病的关系,但是您患病后的心理情绪与您的病情是有一定关系的。

患病后,您可能有担心、害怕、尴尬、不被理解、焦虑等负面情绪。没有预兆、难以预测的疾病发作可能让您承受一定的心理压力。这些可能存在的不良心理状况可能通过改变您的免疫功能、增加您肠道上皮的通透性、加重您肠道炎症的方式来增加您疾病复发的风险。

面对这种可能存在的情况,我们希望您能尽可能接受患病事实,积极面对疾病。您要知道患病只是您生活的一部分,您仍然可以享受生活(比如锻炼身体、多交朋友等)。如果疾病发作、病情反复让您感到沮丧、压抑,您可以与家人、好友、病友等交流,以获得理解和释放情绪,也可以寻找一些方式放松自我,还可以寻找适当的社会支持来改善情绪。必要时,可以采用心理咨询等专业方式改善情绪。此外,希望您能把这一情况告诉您的医护人员。

(周云仙)

### ⚫ 问题 258: 得了炎症性肠病,我要告诉别人吗?

是否告诉别人、告诉谁以及如何告诉等等都由您决定。您可能感到身边的人并不知道炎症性肠病是什么,他们可能根本没有听说过这种疾病,因而误解您。您选择保密,我们非常理解。但是保密会给您带来很多压力。许多患者发现，告诉朋友和家人自己患病的情况对自己是有帮助的。刚开始告诉他人，您可能会感到有些尴尬。但您会发现，一旦告诉别人后，别人似乎更能理解您的一些行为（比如聚餐时有些东西您选择不吃或者疾病发作时不参加团体旅游等），您进行疾病管理也不再那么有压力了。希望您能根据自己的情况思考这一问题。

（周云仙）

### 问题 259：有时我感到身边的人无法很好地理解我，我该怎么办？

您可能会感到身边的人甚至您的家人或朋友都不太理解炎症性肠病，因为他们普遍缺乏对炎症性肠病的认识。有的人可能把得病当成一件小事，有的人可能非常担心您的情况，有的人可能认为您是太抑郁才得病的，有的人可能建议您尝试不一样的治疗，还有的人可能非常希望您能好起来——这可能让您倍感压力，使您有时不得不假装很好（即使您感到不舒服）。身边人们各种各样的反应是难以预料的，有些可能让您感到恼怒，有些可能在无意间伤到您。他们的这些反应可能与他们的经历、性格及对炎症性肠病了解太少而产生的未知的恐惧有关。

有一些方式可能能够帮助您得到他人的理解。您可以尝试告诉您的家人和朋友您疾病的一些情况（比如疾病是如何影响您的）以及怎样做能帮助您，让他们感到安心，给予您有针对性的支持，帮

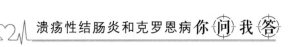

助您更好地控制病情。当然,是否告知以及告知多少由您决定。也许,向他人解释炎症性肠病让您感到尴尬。您可以选择发放疾病宣教手册的方式让他人了解炎症性肠病。也可以邀请他人(如您的家人、朋友)与您的医生联系,让他们通过医生科学客观地解释来了解炎症性肠病。有时您选择保密,但是频繁上厕所会让您身边的人感到奇怪时,您也可以尝试这么说——"我这个人肠胃不好,有肠胃炎的,吃得不好就要拉的"等来缓解别人的疑惑,减轻您的压力。

(周云仙)

**问题 260:我有时感觉得不到身边人的理解,很想与病友交流,有哪些途径可以让我接触到他们呢?**

有研究发现,参与炎症性肠病网络病友组织可以促进患者交流,分享恐惧、担忧等情绪,促进患者间互相支持,改善生活质量。如果您感到孤单寂寞,想要与病友交流,您可以参加炎症性肠病病友会。这种组织一般由患者和医生组成,定期举办活动,内容丰富(如交流最新疾病治疗信息、患者才艺表演等)。参加病友会让您有机会与炎症性肠病专科医生交流,获得更多科学的疾病知识,帮助您管理疾病。而且在这一平台上,您也可以与病友一起交流心得体会,分享如何应对疾病等信息。如果您有什么烦恼,也可以找到能理解您的倾诉对象。此外,您还可以关注"爱在延长"微信平台,平台上会实时更新有关炎症性肠病的最新信息及病友的患病体会等。

(周云仙)

**问题 261：网络中有一些炎症性肠病的信息，我能尝试使用吗？**

网络是很好的获得疾病信息的来源之一。不幸的是，网上的信息并不都是正确的，您需要学会用理智的眼光来辨别网络中形形色色的信息，不要轻信诸如"包治炎症性肠病"之类的广告。而且由于个体差异，网络中有些患者认为成功的方法并不一定适合您，希望您不要随意照搬他人的做法来进行疾病治疗与管理。而积极面对与正视疾病，与炎症性肠病专业团队人员一起摸索努力，寻找适合自己的疾病治疗方式，才是您更需要做的。

（周云仙）

**问题 262：对于炎症性肠病，我有很多疑问，但就诊时常常忘记问，我该怎么办？**

炎症性肠病属于一种慢性疾病。一支专业、有爱心的炎症性肠病团队对您的疾病管理有着重要的作用。我们渴望与您建立互相信任的关系，给予您合适的治疗方案，帮助您更有信心地面对疾病。当面对炎症性肠病专业团队的人员时，无论他是医生、护士还是营养师，或是其他成员，请您都不要不好意思，我们很想了解您关于疾病的想法、担心和关注点。我们了解得越多，也就越能更好地与您一起管理疾病。因此，请不要犹豫，尽可能把您想知道的告诉我们。

也许您会发现有时您准备咨询我们一些问题，但因为就诊时匆匆忙忙,走出门诊室,您才发现自己忘记咨询了。我们给您一些建议,希望能帮助您在就诊时更好地获得您想要的信息。您可以把您想要知道的内容写在本子上或者记在手机上,就诊时随身携带。就诊时,如果医生告诉您一些有用的信息,您也可以拿笔记下来,以免忘记。如果您当时的状况不方便记录,您也可以让您的家人或朋友帮忙记录。希望以上的建议能帮助您了解与管理疾病。

（周云仙）

## 参考文献

[1] 周云仙. 炎症性肠病生存质量问卷中文版的临床应用研究[D]. 浙江大学, 2006: 1-88.

[2] 周云仙, 任蔚虹. 炎症性肠病患者生存质量评价进展[J]. 护理与康复, 2007, 6(10): 666-668.

[3] 王华芬, 马燕, 吕敏芳, 等. 网络互动式健康教育对炎症性肠病患者生存质量的影响[J]. 中华护理杂志, 2013, 48(2): 163-165.

[4] Clearfield HR. How does IBD affect quality of life?[J]. Inflamm Bowel Dis, 2008, 14(Suppl 2): S45-S46.

[5] Timmer A. How often and for how long are IBD patients expected to be sick, off work, or in hospital each year?[J]. Inflamm Bowel Dis, 2008, 14: S48-S49.

[6] Levenstein S. Embracing complexity: What determines quality of life in inflammatory bowel disease?[J]. Eur J Gastro Hepatol, 2004,

16(12): 1253-1255.

[7] Allan RN. Life expectancy and cause of death in inflammatory bowel disease[J]. Research and Clinical Forums, 1998, 20(1): 29-34.

[8] Hoivik ML, Moum B, Solberg IC, et al. Health-related quality of life in patients with ulcerative colitis after a 10-year disease course: Results from the IBSEN Study[J]. Inflamm Bowel Dis, 2012, 18(8): 1540-1549.

[9] http://www.crohnsandcolitis.org.uk/2014. Cited 20 December 2014.

[10] Casellas F, López-Vivancos J, Casado A, et al. Factors affecting health related quality of life of patients with inflammatory bowel disease[J]. Qual Life Res,2002, 11(8): 775-781.

[11] Moradkhani A, Beckman LJ, Tabibian JH. Healthrelated quality of life in inflammatory bowel disease: Psychosocial, clinical, socioeconomic, and demographic predictors[J]. J Crohns Colitis, 2013, 7(6): 467-73.

[12] Iglesias-Rey M, Barreiro-de Acosta M, Caamaño-Isorna F, et al. Psychological factors are associated with changes in the health-related quality of life in inflammatory bowel disease[J]. Inflamm Bowel Dis, 2014, 20(1): 92-102.

[13] Duricova D, Pedersen N, Elkjaer M, et al. Overall and cause-specific mortality in Crohn's disease: A meta-analysis of population-based studies[J]. Inflamm Bowel Dis, 2010, 16(2): 347-353.

[14] Jess T, Gamborg M, Munkholm P,et al. Overall and cause-

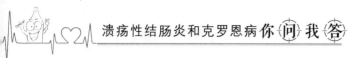

specific mortality in ulcerative colitis: Meta-analysis of population-based inception cohort studies[J]. Am J Gastroenterol, 2007, 102(3): 609-617.

[15] Vidal A, Gómez-GilE, Sans M, et al. Healthrelated quality of life in inflammatory bowel disease patients: The role of psychopathology and personality[J]. Inflamm Bowel Dis, 2008, 14(7): 977-983.

[16] Bernstein CN, Singh S, Graff LA, et al. A prospective populationbased study of triggers of symptomatic flares in IBD[J]. Am J Gastroenterol, 2010, 105(9): 1994-2002.

[17] Bitton A, Dobkin PL, Edwardes MD, et al. Predicting relapse in Crohn's disease: A biopsychosocial model[J]. Gut, 2008, 57(10): 1386-1392.

[18] Cámara RJ, Schoepfer AM, Pittet V, et al. Mood and nonmood components of perceived stress and exacerbation of Crohn's disease[J]. Inflamm Bowel Dis, 2011, 17(11): 2358-2365.

[19] Cámara RJ1, Lukas PS, Begré S, et al. Effects of social support on the clinical course of Crohn's disease[J]. Inflamm Bowel Dis, 2011, 17(6): 1277-1286.

[20] Hovde Ø, Kempski-Monstad I, Småstuen MC, et al. Mortality and causes of death in Crohn's disease: Results from 20 years of follow-up in the IBSEN study[J]. Gut, 2014, 63(5): 771-775.

[21] Mittermaier C, Dejaco C, Waldhoer T, et al. Impact of depressive mood on relapse in patients with inflammatory bowel disease: A prospective

18-month follow-up study[J]. Psychosom Med, 2004, 66(1): 79-84.

[22] Purc-Stephenson R, Bowlby D, Qaqish ST. "A gift wrapped in barbed wire" Positive and negative life changes after being diagnosed with inflammatory bowel disease[J]. Qual Life Res, 2014.

[23] Roberta Soares S, Carolina Ribeiro B, Domingues M, et al. Understanding the experience of patients who have Crohn's disease[J]. Acta Paul Enferm, 2008, 21(4): 629-635.

[24] van der Valk ME, Manqen MJ, Leenders M, et al. Risk factors of work disability in patients with inflammatory bowel disease—A Dutch nationwide web-based survey: Work disability in inflammatory bowel disease[J]. J Crohn Colitis, 2014, 8(7): 590-597.

[25] Mandel MD, Bálint A, Lovász BD, et al. Work disability and productivity loss in patients with inflammatory bowel diseases in Hungary in the era of biologics[J]. Eur J Health, 2014, 15(Suppl 1): S121-S128.

[26] Mackner LM, Bickmeier RM, Crandall W. Academic achievement, attendance, and school-related quality of life in pediatric inflammatory bowel disease[J]. J Dev Behav Pediatr, 2012, 33(2): 106-111.

[27] Almadani SB, Adler J, Browning J, et al. Effects of inflammatory bowel disease on students' adjustment to college[J]. Clin Gastroenterol Hepatol, 2014, 12(12): 2055-2062.

[28] Plevinsky JM, Greenley RN. Exploring health-related quality of life and social functioning in adolescents with inflammatory bowel diseases

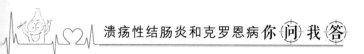

after attending camp oasis and participating in a Facebook group[J]. Inflamm Bowel Dis, 2014, 20(9): 1611-1617.

[29] Sajadinejad MS, Asgari K, Molavi H, et al. Psychological issues inflammatory bowel disease: An overview[J]. Gastroenterol Res Pract, 2012, Jan 21.

[30] Mitchell R, Kremer A, Wesetwood N, et al. Talking about life and IBD: A paradigm for improving patient-physician communication[J]. J Crohn Colitis, 2009, 3(1): 1-3.

# 第十二章
# 随　访

问题 263：平时要检查哪些指标，多久检查一次？

　　对大部分疾病稳定的患者，2～3 个月随访一次是足够的；如果您对自己的疾病非常了解，疾病也很稳定，6～12 个月随访一次也是可以的。随访检查的内容因人而异，一般血常规、肝肾功能、ESR、CRP、大便常规和隐血检查是需要的，非常建议做粪便钙卫蛋白检查，这个检查不仅方便，而且敏感性很高。有的时候，医师需要您做内镜复查或影像检测来进行对比，看看疾病的控制情况。内镜检查对了解溃疡是否达到黏膜愈合状态（这是医师治疗极为重要的目标）、早期发现癌变都很重要。如果疾病发生变化，考虑复发或伴发其他情况，都需要根据具体情况做相应检查。

（郑卫华）

如果您可以直接阅读英文，可以从以下网站获得IBD 的相关资料：

美国CCFA 网站资料

http://www.ccfa.org/resources/

英国CCUK 网站资料

http://www.crohnsandcolitis.org.uk/information-and-support/
information-about-ibd

# 结束语

　　近年来，我国炎症性肠病的患病率逐年上升。炎症性肠病是一种多种因素所致的肠道非特异性炎症性疾病，目前其病因和发病机制尚未完全明确，常规的治疗方法有时候很难达到理想的效果。尽管一些新的治疗方法被不断推出，如本书已介绍的肠道粪菌移植、白细胞洗涤、自身免疫疗法、特定碳水化合物疗法及治疗副结核分枝杆菌等，但都只是对少数或部分患者有效，缺乏大规模循证医学的证据，因此尚没有一种能达到完全满意疗效或能治愈IBD的治疗方法。但随着对IBD发病机制了解的深入，人们对炎症性肠病的认识和诊治水平也在不断提高。一方面，现有的一些副作用较少的方法，如肠内营养在治疗中的作用越来越被重视，患者的自身管理，正确面对疾病的心态，都有利于治疗；另一方面，一些新的免疫调节治疗正在或即将被推广，如维多珠单抗、优斯它单抗、JAK抑制剂等。 我们国家和政府也对IBD患者越

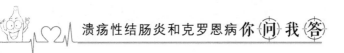
来越重视,相信随着科学技术的发展,人类一定能找到彻底征服
IBD 的方法。

　　虽然这的确是漫长的征途,但是我们可以一起加油!


杜　勤

炎症性肠病（Inflammatory bowel disease, IBD），包括克罗恩病和溃疡性结肠炎。

爱在延长，意取"炎症性肠病"中"炎"和"肠"的谐音。

浙江爱在延长炎症性肠病基金会（the China Crohn's & Colitis Foundation, CCCF）成立于 2016 年 8 月 17 日，原始基金来源于爱心人士的个人无偿捐赠，是国内第一个 IBD 公益基金会。

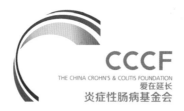

CCCF 的理念：教育是最好的药物；助人自助。

CCCF 的使命：提高炎症性肠病患者的生存质量。

CCCF 的核心力量：志愿者，包括 IBD 医护人员、IBD 患者和家属，以及社会公益人士等所有关心 IBD 患者的爱心人士。

CCCF 主要支持与炎症性肠病相关的教育培训、普及推广、学术交流、国际合作、防治研究、专项资助及医患服务等活动，目的是提高我国 IBD 专科医生的诊治能力，提高 IBD 患者的生活质量。

CCCF 官方网站：www.cccf4u.org

CCCF 官方微信订阅号：爱在延长炎症性肠病基金会

扫描上面二维码，获得最正确、最全面的有关克罗恩病和溃疡性结肠炎的资讯。希望患者加强疾病自我管理，成为医护患团队中的重要一员！

**图书在版编目（CIP）数据**

溃疡性结肠炎和克罗恩病你问我答/陈焰等主编.
—杭州：浙江大学出版社，2015.8（2024.5 重印）
ISBN 978-7-308-14925-9

Ⅰ．①溃⋯ Ⅱ．①陈⋯ Ⅲ．①溃疡－结肠炎－诊疗－
问题解答②克罗恩病－诊疗－问题解答 Ⅳ．①R574.62-
44②R574-44

中国版本图书馆CIP 数据核字（2015）第171591 号

**溃疡性结肠炎和克罗恩病你问我答**

陈　焰　范一宏　张冰凌　周云仙　主编

| | |
|---|---|
| 责任编辑 | 张　鸽 |
| 责任校对 | 潘晶晶 |
| 封面设计 | 黄晓意 |
| 出版发行 | 浙江大学出版社 |
| | （杭州市天目山路148 号　邮政编码 310007） |
| | （网址：http://www.zjupress.com） |
| 排　　版 | 杭州立飞图文制作有限公司 |
| 印　　刷 | 浙江新华数码印务有限公司 |
| 开　　本 | 880mm×1230mm　1/32 |
| 印　　张 | 9.5 |
| 彩　　页 | 1 |
| 字　　数 | 210 千 |
| 版 印 次 | 2015 年 8 月第 1 版　2024 年 5 月第 10 次印刷 |
| 书　　号 | ISBN 978-7-308-14925-9 |
| 定　　价 | 35.00 元 |